中医药畅销书选粹·临证精华

奇经证治条辨

朱祥麟 编著

中国中医药出版社·北京

图书在版编目（CIP）数据

奇经证治条辨/朱祥麟编著 . —2 版 . —北京：中国中医药出版社，2012.4（2012.8重印）

（中医药畅销书选粹 . 临证精华）

ISBN 978 - 7 - 5132 - 0774 - 4

Ⅰ . ①奇… Ⅱ . ①朱… Ⅲ . ①辨证论治 Ⅳ . ①R241

中国版本图书馆 CIP 数据核字（2012）第 016955 号

中国中医药出版社出版

北京市朝阳区北三环东路 28 号易亨大厦 16 层

邮政编码 100013

传真 010 64405750

北京市泽明印刷厂印刷

各地新华书店经销

*

开本 880×1230 1/32 印张 6.375 字数 161 千字

2012 年 4 月第 2 版 2012 年 8 月第 2 次印刷

书号 ISBN 978 - 7 - 5132 - 0774 - 4

*

定价 16.00 元

网址 www.cptcm.com

出版者的话

中国中医药出版社作为直属于国家中医药管理局的唯一国家级中医药专业出版社，自创办以来，始终定位于"弘扬中医药文化的窗口，交流中医药学术的阵地，传播中医药文化的载体，培养中医药人才的摇篮"，不断锐意进取，实现了由小到大、由弱到强、由稚嫩到成熟的跨越式发展，短短的 20 多年间累计出版图书 3600 余种，出书范围涉及全国各级各类中医药教材和教学参考书；中医药理论、临床著作，科普读物；中医药古籍点校、注释、语译；中医药译著和少数民族文本；中医药政策法规汇编、年鉴等。基本实现了"只要是中医药书我社最多，只要是中医药教材我社最全，只要是中医药书我社最有权威性"的目标，在中医药界和社会上产生了广泛的影响。2009 年我社被国家新闻出版总署评为"全国百佳图书出版单位"。

为了进一步扩大我社中医药图书的传播效应，充分利用优秀中医药图书的价值，满足更多读者，尤其是一线中医药工作者的需求，我们在努力策划、出版更多更好新书的同时，从早期出版的专业学术图书中精心挑选了一批读者喜欢、篇幅适中、至今仍有很高实用价值和指导意义的品种，以"中医药畅销书选粹"系列图书的形式重新统一修订、刊印。整套图书约100种，根据内容大致分为七个专辑："入门进阶"主要是中医入门、启蒙进阶类基础读物；"医经索微"是对中医经典的体悟、阐释；"名医传薪"记录、传承名医大家宝贵的临证经验；"针推精华"精选针灸、推拿临床经验；"特技绝活"展现传统中医丰富多样的特色疗法；"方药存真"则是中药、方剂的精编和临床应用；"临证精华"汇集临床各科精妙之法。可以说基本涵盖了中医各主要学科领域，对于广大读者学习中医、认识中医和应用中医大有裨益。

今年是"十二五计划"的开局之年，我们将牢牢抓住机遇，迎接挑战，不断创新，不辱中医药出版人的使命，出版更多、更好的中医药图书，为弘扬、传播中医药文化知识作出更大的贡献。

中国中医药出版社

2011 年 12 月

内容提要

本书是阐述奇经八脉辨证论治的专著。

全书首以概论，论述奇经证治沿革，奇经辨证论治内容及奇经用药特点。继按阴维、阳维、阴跷、阳跷、冲、任、督、带八脉分为八章。每章列释名、循行、腧穴、生理、病证文选及病机、治则、用药选说、穴位主治及证治条辨等节，详细阐明了奇经八脉的病证治法。制方150余首。书中论据及证治，上本《内》、《难》，下及百家，结合著者体会，密切联系临床实践，颇切实用。不但开创奇经辨证论治法，亦可羽翼脏腑辨证，故为学习和研究祖国医学不可少之参考书。

发扬奇经奥旨

开创辨证新章

钱远铭

一九九二年月

湖北省科技进步奖评审委员会委员

湖北省中医药研究院研究员

钱远铭先生题词

湖北中医学院教授

中国中医研究院客座教授

湖北省中医药学会理事长　李今庸先生题词

阐发奇经，归条统于条辨；

论述八脉，证基础於临床。

《奇经证治条辨》成书面题　为

李今庸　题　辛未年仲夏

新经论治乘辩审扬奇经

秘者对祖国医学之人观整

体系统控制及辩证论治

诸扬发其又一次深化

单健民

江苏省盐城市中医研究所主任医师

江苏省医学科学技术委员会委员　单健民先生题词

龚　序

　　一九九一年十月一日，我在庐山小天池一会议室内发言评论《全国首届中医书法及中医文化学学术研讨会》之种种失察时，群情激动，引起共鸣。继起发言者为湖北鄂州市中医院朱祥麟君，亦列举该会标题之谬误。听其言，似一儒医也，遂以小诗挑之，果工声律之学者。由是，常同游于牯岭、花径、望江亭、含鄱口间，论医琢句，意至乐也。会后，以其《中国宫廷秘方医疗佚事选评》及诗词佳什示我，益知朱君之学博且深焉。

　　朱君编著之《奇经证治条辨》，近即在京付梓，行将面世，索序于我。窃思正经十二，乃体内气血运行之主要通路，外联体表，内则络属脏腑，各有"是动"、"所生病"，各经之间又有表里配合关系。奇经八脉则不然，既无和脏腑的直接联系，相互之间亦无表里配合，诚所谓"奇"而无"偶"者。然奇经八脉实为调节气血运行之特殊通路，堪补充正经之不足，临证用其辨证立法不可或缺。河北石家庄开发区医药研究所对"肌萎缩"进行研究，提出从奇经论治的新观点，创"扶元起萎、养荣生肌"的新治法，治疗运动神经元性肌萎缩取得显著成效［《中国中医药报》1993，（8）：30］，初步解决了国内外医药界之难题。

　　朱书《阳维脉病证治条辨》对"阳维脉衰，卫外失固，屡易感冒风邪者，黄芪建中汤主之。"注谓：阳维为机体之藩篱。衰则卫外失固，风邪易袭而屡罹感冒，旋愈旋发，终无解期。以黄芪建中汤建立中气，充虚起衰，使阳维脉实则根治。对《难经》"阳维为病苦寒热"的发病机理阐述透彻，遣方建立中气，不固表而表自固，启人思路。举此一隅，即可想见斯书之学术水平及实用价值为何如矣。

朱君先世为医，相继五代，传有《医学撷精》、《瀛洲医案》及《临床医话》等著，盖渊源有自之博雅士也。我滥竽医林五十载，无善可言，然能好学不倦。今读朱君大作，获益良多，故乐为之序。

安徽天长县中医院主任医师龚士澄时年六十有八撰于踱鳖斋一九九三年九月十二日

叶　序

中医经脉学说，有正有奇，正经十二，奇经八脉。正经向为世人所重，奇经每为医者所忽。粤自《内经》开其源，《难经》浚其流，其后，研究此学说者，寥若晨星，见于著录之专籍，但区区数种；零星论述散载于群书中者，亦凤毛麟角。是以二千余年对奇经学说之研究鲜有令人瞩目之进展。璞玉混金，亟待有志之士刮垢磨光，发扬光大之耳。

朱君祥麟，余之良友也。籍鄂州，得梁湖之英，颖悟过人，承五世箕裘，医鸣退迹。善读书，工诗词，勤著述。以继承和发扬祖国医学为己任，历三十年研习，撰成《奇经证治条辨》。其书博采诸家，摘要钩玄，得古今之心髓；引伸触类，证以己验，冶证治于一炉；又仿《伤寒论》例，以条文形式予以简练归纳，尤为首创；意未尽处，复为之诠解，理确义明。其内容新颖，实医林绚烂之花；承先启后，使理论付诸实践；启人心智，宜为后学之圭臬；付诸剞劂，将不胫而走天下矣。

是书成，属序于余。余滥竽医坛近四十年，庸碌无闻，何足以序人之书哉？然余知朱君久且深矣。同道之谊，莫逆之交，乐其书成，余又安可缄口而无一言？遂不辞，谨识朱君事迹一二及其书梗概，以弁简端，是为序。

一九九一年七月岁次辛未仲夏望日鄂州叶发正撰于湖北省中医药研究院

自　序

中医理论从实践中来，又受到几千年医疗实践之检验，证明了它的实用价值，其理论有着科学的内涵。然而，在完整的中医学基础理论中，有关奇经八脉部分，能将其与临床密切结合者，在历代医林中，却寥若晨星。余初涉医林时，读《内》、《难》及百家医著，凡五脏六腑，十二经路，气血津液等内容，有章可循，殊感踏实。唯及奇经八脉，除针灸取其穴治，于临证则觉茫然。但余坚信八脉决非虚设空谈。垂三十年之探索，终识其为祖国医学理论的重要组成部分，于临床亦具实践指导意义。奇经八脉辨证乃中医学中独特辨证方法。惜乎"正经人所共知，奇经医所易忽"《四库全书提要》）。古籍尘封，怎任其久久泯没？因敢忘陋效颦，勉图蚊负，搜罗奇经八脉文献，吸其精华，结合临床应用，仿前贤体例，一证一治，条而辨之，颜曰《奇经证治条辨》。书虽成，自知舛谬难免，疏漏亦多，谨抛砖引玉，就正于海内贤达，匡其不逮。冀从理论与临床两方面来共同促进这一学术的发展，如曰有裨于世，则幸甚。而深化与完善此学说，则所望在于诸君也。

朱祥麟序于鄂州洋澜湖畔之医室一九九一年三月一日

凡　例

一、本书搜罗奇经八脉文献，按阴维、阳维、阴跷、阳跷、冲、任、督、带分章论述。每章首以释名，次以循行部位，次以腧穴交会，次以生理功能，次以病变证候与病机分析，次以治则，次以用药，次以穴位针刺，终以证治方药。则理论与临证紧密结合，无空谈之弊端，显示奇经辨证论治之实践意义与价值。

二、书中有关八脉循行、病变证候文选，除引李时珍文外，余皆为《内经》、《难经》、张仲景、王叔和之文，以示理论之源。后世医书所述，此节概从略。而八脉用药文选，多为后世医家临证所得，则录存以见发展之梗概。

三、奇经理论，人所易知；奇经辨证论治方法，能运用者少。故本书特设证治条辨一节。此仿张机《伤寒论》、吴瑭《温病条辨》作法，文尚简要，突出主证。为阐明证候病机及立方大意，特于每证下再作按语，注明大义，俾纲举目张，一目了然。

四、奇经辨证是以奇经八脉为纲，包含了脏腑、奇恒之府、十二经络、卫气营血阴阳等生理、病理内容的一种独特辨证论治方法，其以奇经为重点，而往往涉及脏腑病机，证候有从脏腑久病不愈传来，故本书虽以奇经证治立论，实可羽翼脏腑辨证。

五、书中治方，有经方，有新方，凡分量多少，仅标为模式。临证欲中肯綮，自当慎行斟酌。

六、奇经为病，下焦虚损，病多久延，其治疗有非朝夕可愈者，必认证真确，守方调治。所谓王道无近功，多用自有益。若朝秦暮楚，游移不决，期求速效，往往事与愿违，其方后未说明服剂多少，亦应随证裁决。

　　七、病入奇经，多下焦阴阳虚损之候，治或通补其阳，或清补其阴，然要兼顾中焦胃气，用温勿燥胃阴，用清勿伤脾阳，以土为生化之源，胃气若败，必无挽法，是为奇经证治之所当注意者。

　　八、奇经学说，奠基于《内经》、《难经》。皇甫谧、滑伯仁发皇其针刺灸疗内容，而遗辨证用药方法。李时珍考释其辨证方法，但所论尚疏。以其博大之学问，研究药物性能，祖述张洁古、王好古等药物归经学说，但很少论及药入奇经，可见理论与临床仍存在一定距离。惟叶天士立法精细，扩大奇经辨证运用范畴，惜立论甚简，有医案散见于杂证中，览之者每忽而不深究。今笔者依据经义，复取历代诸贤精论，参与己意，汇成是编。缘囿于见闻，凡舛讹、缺漏，尚俟明贤教正，以求共同完善八脉辨证论治内容。

目　录

概　说

中医治病，有多种辨证方法，这些方法都建立在《内经》的理论基础上。自《内经》脏象学说确立，便为脏腑辨证奠定了坚实的基础。东汉·张仲景运用《内经》理论并与临证实践相结合，创立六经辨证论治体系。后世医家又在实践中总结出八纲辨证，卫气营血辨证，三焦辨证等辨证治疗理论。然而鲜有述及奇经八脉辨证论治者。

一、奇经八脉证治沿革

奇经学说创见于《内经》。《内经》对奇经八脉循行及生理证候有初步述及，并创用了针灸疗法与药物治疗。如《灵枢·邪客》治阳跷脉满目不瞑用半夏汤。又如《素问·腹中论》记载，因大脱血，或醉入房中，气竭伤肝，以致月事不来之血枯病，用四乌贼骨一藘茹丸，皆为代表方剂。其中乌贼骨、鲍鱼、雀卵等药物，辛咸温润，味厚气浊，能入下焦，开后世用动物血肉有情之品入于奇脉治病之先河。《难经》鉴于《内经》所述散漫，列专章以论八脉循行、生理及病证，使其条理分明，从理论上发皇奇经学说。至东汉·张仲景能将奇经理法运用于临床，如用桂枝加桂汤平冲降逆；用苓桂五味甘草汤治冲气上逆，面翕然如醉；用甘姜苓术汤治带脉的肾着病；用温经汤治妇人崩漏暮即发热，少腹里急，唇干口燥等症，乃冲任虚寒，瘀血内停，阳维失调所致。病种不独妇科，还涉及内科，从临床上丰富了奇经证治内容。王叔和著《脉经》，叙述八脉病证、脉象，特收录《手检图》，以阐明八脉切诊法，独具一格。其非《内》、《难》之文，当别有所本。晋·皇甫谧取《内经》、《难经》文义，祖述八脉循行、生理及取穴证治，指导针灸治疗，尤其增补某些穴位，注明八脉与他经交会，使奇经循行分布一目了然，为其突出贡献。其后王冰、滑伯仁、张景岳等注释《内经》，涉及奇经八脉，虽随文释义，亦间有阐发。唐代孙思邈在奇经用药方面有较大发展，如用小牛角䚡散，（牛角䚡、鹿茸、当归、禹余粮、干姜、续断、阿胶、乌贼、龙骨、赤小豆）治"伤冲任下血"；用阿胶散（阿胶、乌贼骨、当归、芍药）治"妇人下血"；用鲍鱼汤（鲍鱼、阿胶、当归、艾）治"妇人漏血崩中"；用猪肾汤（猪肾或羊肾、香豉、粳米、葱白）治"产后虚羸、喘气、乍寒乍热"等症，乃产后奇脉虚损，冲气不纳，阳维失调之候。宋·许叔微有内补丸（熟地、当归）"治妊娠冲任脉虚"，补血安胎。又如用紫石英丸（紫石英、禹余粮、人参、龙骨、牡蛎、杜仲、远志、苁蓉、泽泻、石斛、川乌、桂心、桑寄生、当归、五味子、甘草、干姜）治月经或前或后，或多或少等等。上述动物药通补阴阳如鹿茸、阿胶、鲍鱼、猪肾、羊肾、乌贼骨；镇固收摄药如紫石英、禹余粮、龙骨、牡蛎等等，皆为后世治奇经之常用药。金元·张洁古在脏腑辨证的学术基础上，重视奇经，扩充二维二跷证治内容。其弟子李东垣受其影响，亦注意到脏腑与奇经的相互关系。如治冲逆里急燥热，用补中益气汤加黄柏、黄连、知母。一方面补阳明以渗灌冲脉，一方面泄冲热以安中。又如冲气上逆，挟木气上干，肺气不降，喘息有音不得卧，用调中益气汤加吴茱萸，升清降浊，脏腑与奇脉同治。他如张子和，认为男子之白淫，女子之白带，皆系湿热之邪侵及带脉所致，治从湿热，与治痢同法，后人有宗其说者。上述虽皆片纸只字，弥足珍贵。宋代官修《圣济总录》专篇记载奇经八脉之循行及其功能、病证、腧穴与针灸治疗，较皇甫谧为明晰。至明代伟大医药学家李时珍上考坟典，下及百家，发《灵枢》、《素问》之秘旨，著成《奇经八脉考》，对八脉循行重加考订，并述生理功能，病理反应，以及治疗方药等，奇经证治始有较系统的阐明。奇经八脉理论作为一种独特的辨证方法，渐为广大中医同仁所重视。有清一代，将奇经八脉辨证应用于临床者逐渐增多。如武之望、傅青主、马培之、叶天士、尤怡、陈修园、吴鞠通、俞根初等，不过零星片爪，多应用于妇科。唯叶天士，其人深达经旨。广采前贤经验，在其丰富的临证实践中，深刻认识奇经八脉病理，治病每多讲究奇经，以通补为法，扩大奇经辨证治疗范畴，从而大大地促进了这一学术体系的发展。其时亦有医家如徐灵胎则斥八脉论治为"立异"（见《临证指南》徐批）；不过，他亦不完全排斥这一方法，其谓八脉辨证较之脏腑经络辨证，"于理不碍，则亦各成议论耳"。有识之士，希望进一步推动奇经辨证理论的发展。如稍晚于徐灵胎的沈金鳌编著《杂病源流犀烛》，条列奇经八脉证治源流，在方药治疗方面较《奇经八脉考》又有所充实。严西亭等人又明确地提出四十二味药物入归奇经，对开拓奇经用药研究有一定意义。然而至近代医家，将八脉辨证广泛运用于临床者仍少，一般以囿于妇科为多。较有见地者为张锡纯、朱小南等。若结合临床并从理论上阐发奇经证治之书更觉缺如。唯今贤钱远铭研究员在《奇经八脉考研究》一书中，明确提出奇经八脉辨证体系之说，为免这一宝贵的医学理论沦于沉没，乃给医林一振聋发聩的疾呼。

二、奇经八脉及八脉辨证概念

奇经八脉即阴维脉、阳维脉、阴跷脉、阳跷脉、冲脉、任脉、督脉、带脉。奇经八脉不拘于十二经脉。《难经·二十八难》说："圣人图设沟渠，沟渠满溢，流于湖泽，故圣人不能拘通也。而人脉隆盛，入于八脉，而不环周，故十二经亦不能拘之。"李时珍说："正经犹夫沟渠，奇经犹夫湖泽，正经之脉隆盛，则溢于奇经。"说明奇经八脉是十二正经之外的特殊经脉，虽然与十二正经相联系，但不拘于正经，能蓄溢调节十二正经的气血。其与十二正经的不同点为：①奇经八脉不与脏腑直接相通，这与十二经脉与脏腑直接相络属不同。②奇经八脉无表里相配的规律，这与十二经脉中阴阳经之间形成六对表里关系的情况有别。③奇经八脉无五行干支相配，这与十二经脉有五行干支相配不同。④奇经八脉无如环无端、周而复始的流注规律，这与十二经脉有次序的环流贯注有异。⑤奇经八脉除任督二脉有专穴分布外，其余六脉的腧穴则附属于有关的十二经脉中，这与十二经脉各有专穴分布不同。

奇经八脉错综于十二经脉之间，如自然界的河流与湖泊一样，能蓄溢十二正经的气血，从而参与了整个机体的维系与调节作用，成为脏腑经络整体的重要组成部分。深入认识奇经八脉的生理、病理及其证候，能深化临床有关疾病的诊断与治疗。经络内连脏腑，外络肢节，故六经证候往往能反映脏腑病变。奇经不直接与脏腑相连，但通过十二正经而与脏腑相关，其更与脑、髓、骨、脉、胆、女子胞奇恒之府密切相续，如二维脉主营卫而关乎血脉，二跷脉主痛痹当涉于心胆，督脉络脑属肾，冲、任、督脉发于胞中，带脉系于胞等等。因此奇经八脉证候既与有关脏腑病变相关，更与奇恒之府病变密切，由此才具有它独特的内容。

李时珍说："阳维主一身之表，阴维主一身之里，以乾坤言也；阳跷主一身左右之阳，阴跷主一身左右之阴，以东西言也；督主身后之阳，任、冲主身前之阴，以南北言也；带脉横束诸脉，以六合言也"（《奇经八脉考》）。此论说明奇经八脉的功能包罗了表里、左右、前后，上下，即凡身体之阴阳、表里、气血、虚实、脏腑、寒热无所不涉。故奇经八脉辨证能将脏腑、六经、气血、八纲等辨证方法融于一体，成为一种独特的辨证方法。此种方法，所识者少，因此李时珍有"医不知此，罔探病机"之慨叹。可见奇经八脉辨证是根据八脉生理功能及其所系奇恒之府、五脏六腑、十二经脉、气血津液的病变而反映于外的症状、体征，进行全面综合分析，而诊断其病位、病机、病性，为治疗提供立法处方的一种辨证方法。其对于中医各科均有临床指导作用。

三、奇经八脉辨证内容

（一）奇经八脉与脏腑

奇经八脉系于正经而与脏腑相联系。若就八脉之主要功能而言，则尤与脏腑（包括奇恒之府）相涉。阴维脉主营属血，气通血脉，维络诸阴脉而主心痛，故其生理病理每与五脏相联系。以心主血，肝藏血，脾统血，肺主气朝百脉而布血，肾藏精而化血。若脏阴血气失荣，或因邪阻脉络，则阴维失却维系之职，而发生心胸疼痛的症候。李时珍说："阴维之脉，虽交三阴而行，实与任脉同归，故心痛多属少阴、厥阴、任脉之气上冲而然，暴痛无热，久痛无寒，按之少止者为虚，不可按近者为实。"是以阴维脉病心痛，当结合心肝脾肺肾五脏寒热虚实对脉道的影响而辨治。

阳维主卫属气，维络诸阳经而主寒热。因三阳属表主气，肺合皮毛主卫，卫出于下焦，邪气犯之，则阳维与相关之脏腑失调，多有寒热之变。故阳维病寒热，须结合膀胱、胆、胃、肺、肾等脏腑之寒热虚实辨治。

二跷脉主目之开合与足之矫健，与筋相关，筋乃肝气主之，故二跷筋病，与肝有关。二跷入脑，又主卫气之出入而司寤寐，故与脑及五神脏功能密不可分，尤以心脑肝肾胆有关。以脑为元神之府，心藏神，肾藏志，肝藏魂，胆主决断，皆关乎神魂之动静。故寤寐失常，必辨二跷与五脏之证候，分清寒热虚实以施治。

奇经八脉赖后天脾胃之水谷精微以濡养，其中尤以冲脉关系密切。因冲脉起于气街，为血海，其源于脾胃，故有冲脉隶于阳明之说。若脾胃虚损，中宫乏气，坐镇无权，冲脉失养，其病或阳动失固，崩漏带淋，或冲气上逆，则冲心犯肺，肝胃皆逆，变证殊多。

在脏象学说中，脑为髓海属肾，而在八脉中，脑与督脉关系密切。督脉入络于脑。李中梓说："脑髓至阴，通于尾骶"（《医宗必读》）。脑脊之外，正属督脉循行之所。《灵枢·经脉》说：督脉病，"实则脊强，虚则头重高摇之"。六淫外袭，脑与督脉俱病，则为脊强反折。督脉络脑属肾，气通命门，以阴精为用，以阳气为体。若督脉精血不足，阳气失充，脑府失养，则为虚证，发生头重震摇。

在脏象学说中，生殖功能为肝肾所主，而在八脉中则与冲、任、督、带密切相关。因冲任督皆起于胞中，主女子月经，男子精室之功能，带脉系于胞。再冲任督带皆与少阴肾脉相交，而督脉属肾；带脉发于足厥阴肝经之章门穴，肝肾同居下焦，故叶天士统谓"八脉隶乎肝肾"，而"肝肾下病，必及奇经八脉"。这种情况，在生殖系统功能失调上表现最为突出。故凡妇女之经带胎产，男子之精冷不育、遗精白浊等证候，必究冲任督带。龚商年说："奇经八脉，为产后第一要领，盖八脉丽于下，产后阴分一伤，而八脉自失所司，温补镇摄在所必先"。说明奇恒之府的胞宫虚损，即显示奇经病证。八脉有如深湖涵蓄，产后失血证治，多从冲任督带着手调治。邵新甫说："久虚不复谓之损，损极不复谓之劳。此虚劳损三者相继而成也……因纵欲伤精者，当治下而兼治八脉"（《临证指南·卷一·虚劳》）。纵欲伤精，肝肾虚损，必及奇经；由此推论，凡各科疾病，精血大伤，由虚至损至劳者，每多奇经证候出现。

凡脏腑病而及奇脉者，或奇脉病而及脏腑者，或奇脉自病者，必权衡轻重缓急主辅，辨其寒热虚实而治之。经云："治病必求其本"，循其病源以治本最为关键。沈金鳌说："奇经八脉所以总持十二经，不明乎此，并不知十二经之纲维，十二经之出入。如肝藏血，其人本血病，治其肝而勿愈，必求其源于冲，冲为血海也。肺主气，其人本气病，治其肺而勿愈，必求其源于督，督为气海也。其任带跷维六经，可以类推"（《杂病源流犀烛·凡例》）。若沈氏之言，类推之，则肾藏精，其人本精病，治其肾不应，必求其源于任，任主胞胎（精室）也。脾胃主湿土，斡旋四周，其人本湿病，治其脾胃而勿愈，必求其源于带，带脉居中，总约诸脉，统领六合也。三阳主气属卫，其人本卫病，治其三阳勿愈，必求其源于阳维，阳维维系诸阳也。三阴主血属营，其人本营病，治其三阴勿愈，必求其源于阴维，阴维维系诸阴也。五脏主藏神，其人本神病，治其五脏勿愈，必求其源于阴跷阳跷，二跷主痿痹也。故病如经、带、胎、产、亡血、遗精、阳痿、不孕、不育、淋浊、久痢、久泻、脱肛、便血、厥证、虚劳、心痛、血痹、疝癖、癥瘕、腰痛、足痿、眩晕、失眠、癫痫、寒热等等，除按脏腑证治而外，都可从奇经寻得治法。

（二）奇经八脉与十二经脉

奇经八脉与十二经脉有密切联系。阴维脉发于足少阴之筑宾穴；阳维脉起于足太阳之金门穴；阴跷乃足少阴之别络；阳跷乃足太阳之别络。可见阴维、阴跷隶于足少阴，阳维、阳跷隶于足太阳。故阴维脉病心痛有从少阴来者，如阴液大劫之心中憺憺大动，甚则心中痛者，可用三甲复脉汤滋少阴以益阴维。阴跷脉至睛明，目中赤痛从内眦始者，病在阴跷，可取刺足少阴之照海，照海亦为阴跷所发。阳维脉能病腰痛，以阳维脉发太阳，足太阳循腰背，可取刺足太阳之承山穴。阳跷亦能病腰腿疼痛，可治以川乌龙马丸，温通太阳阳维痹阻之邪。冲脉为十二经之海，尤与少阴阳明相关切。其联系先后二天，交足少阴于会阴，交足阳明于气街，会于宗筋。若少阴受寒，逆气循冲脉而上，病发奔豚，治以桂枝加桂汤，温经平冲。若劳伤胃阳，中宫乏气，冲气上逆，脘痛高突，治从阳明冲脉，用苓桂蓬甘汤温阳下气。任脉为阴脉之海，主摄三阴。任脉为病，内结七疝。若由三阴经而病及任脉者，或疏厥阴，或纳少阴，或升太阴，治从三阴以调任脉。亦有用之不效者，如任脉阳虚气陷，治宜通补任脉，方如鹿茸桂枝汤。督为阳脉之海，与足太阳并行于背，在上相交于大椎，在下相交于会阳，为卫气之根本。故邪入太阳，其甚者必犯督脉，为病脊强而厥，其用药如羌活、独活、苍耳、藁本等，能祛太阳风邪，亦能祛督脉风邪。又如疟入少阳，久而不愈，渐伤督阳者，治从督脉升阳以逐邪，方如鹿椒汤。督脉交足少阴于会阴，通于命门，其有背冷脊痛，重裘不暖者，可用加味附子汤，温少阴补督阳。带脉约束诸脉，发于厥阴之章门，章门又为足太阴之募穴，带脉在脊交于足少阴。如带病肾着，乃太阴阳虚湿阻所致，用甘姜苓术汤，治从太阴湿土以理带脉。上述乃八脉与十二经脉交相为病之大概，临证宜将八脉结合十二经脉之循行交会进行辨证，认清证候之来路而后施治。

（三）奇经八脉与卫气营血阴阳

阳统卫气，阴统营血。阳者卫外而为固，阴者藏精而起亟。故卫阳捍卫于表，营阴固守于里，营卫和谐，气血环周，则阴阳调和，机体康泰。前从经脉联系分析，阴维阴跷隶于足少阴，阳维阳跷隶于足太阳。若从营卫关系分析，则阳维阳跷隶于足太阳之卫气，而阴维阴跷又系于手太阴之营血。阳维脉关乎卫气之乖逆。如感受外邪，使阳维维系卫阳的功能失调，有恶寒发热症候发生，可结合太阳辨治，或用麻黄汤开卫气之表实，或用桂枝汤调和营卫之失谐。亦有久病阴血亏虚，损及阳维者。如少阴阴虚（少阴与太阳相表里）续起寒热，可用阿胶龟板汤等等。阴维关系营血之盛衰，其病心痛，有阴维脉气失荣者，可结合太阴治（手足太阴同气），用人参养营汤，补肺脾太阴气血以益阴维。又有脉气阻滞所致心痛者，如用小承气汤泻太阴实热以通阴维气机。

二跷主卫气的出入关系寤寐之正常，司眼睑之开合。阳跷隶于足太阳，若阳跷脉满，卫不入阴，夜不能寐者，能从少阴（太阳与少阴相表里）以纳跷阳，方如龟甲安跷汤。阴跷系于手太阴，若阴跷气盛，卫不行阳而多眠者，可结合太阴（手足太阴同气）治疗，以通阴跷，方如交泰丸。

冲脉为十二经脉之海，容纳十二经脉的气血而渗灌溪谷。冲主动脉，行气以温分肉。故凡气血厥逆证，多与冲脉气机逆乱相关，而临床有冲脉逆则诸脉皆逆之说。冲脉为病，逆气里急。如张仲景治奔豚气每重平冲。冲气逆则胃逆而呕，如妊娠呕吐。冲气逆则肝逆，而有气血并走于上，发为大厥类中之证，如张锡纯治中风不独镇肝，尤重平冲降逆。冲阳上干心神，则心烦不安。冲气上干肺金，肺气不降，则咳逆喘满，面翕然如醉。冲气上损肺络，则咳喘带红。冲阳大动，血海不藏，妇女可发生崩漏。此皆冲气厥逆所致脏腑气血逆乱之病变，临证当审其气血寒热虚实而调治。

带脉约束诸脉而下系于胞。其病或为寒热湿邪有余，或为气血之不足，典型如带下病，当辨带脉气血之有余不足论治。又如肾着病，乃湿邪阻滞带脉气机所致。阴挺病，乃带脉气虚陷下失约。

任脉主胞胎（精室），其脉气血通行，女子月经来潮，男子精气溢泻，而具有孕育之功。若冲任脉虚，胞脉无贮，可导致闭经不孕。故凡经带胎产之病，关乎任脉气血之盛衰。调理冲任气血成为治疗妇科病的一大方法。经云："任脉为病，男子内结七疝"。疝证为任脉气病。张仲景治疗寒疝用大乌头煎破阴气散寒邪，以助任脉经气通行而止痛。若任脉血虚，复感寒邪而腹痛寒疝，则用养血散寒之当归生姜羊肉汤。此乃任脉气血虚实论治之例。

督脉主阳气，为卫气之根本。若邪犯督脉，初病必伤其气。如风气循风府而上，头连巅痛，邪在气分，则以苍耳藁本汤升清气祛风邪。又如正对口，乃邪毒与督脉气血搏结所致，其有平塌散漫者，乃督脉阳气不充，无力外透之证，治疗不独需解毒散结，尤应通补督脉之气以托邪，方如鹿角芪笋汤。

奇经八脉虽无阴阳表里相配，但究之仍有阴阳属性之别。督为阳脉之海，总督一身之阳。其脉下属于肾，通于命门。肾为水火之脏，内藏真阴真阳。命门属阳主火，而内含阴精。故李时珍说："命门藏精血而恶燥"（《本草纲目·卷三十·胡桃》）。可见命门主相火元气，右肾亦藏精气；命门藏精血，左肾亦藏精血，所以肾与命门阴阳之气相通。李时珍指出："命门气与肾通"（引同上）即指此义。督脉属肾而通命门，即以阳气为本体，而以阴血为用。若督脉阳衰则诸脉失煦；督阳过亢，为邪气有余，而有强厥之证。若督脉阴血失濡，脑脊失养，则有头重高摇生风之变。故其治疗，凡不足者，如鹿角、鹿茸能补肾命之阳，亦入督脉而通补其阳；如猪羊脊髓能补肾命之阴，亦能入督脉而清补其阴。督脉总督诸阳，其不足者以阳衰为多见。

任为阴脉之海，总任一身之阴。其脉以阴血为体，而以阳气为用。其阴宜固，其阳宜通。任脉之阴血充濡，则能养胞孕胎；任脉之阳气宣通，则月经按时而下。是本至静之体，而有乾健之用。静则能藏，通则和顺。李时珍尝谓："三焦即命门之用，与冲、任、督相通"《奇经八脉考》），而命门"为藏精系胞之物"《本草纲目·卷三十·胡桃》）。任脉主胞胎通于命门，隶于肾，故任脉之阴阳盛衰与肾命相关切。其药如龟板能补肾命之阴，亦能清补任脉之阴；鹿胶、沙苑子、蛇床子能温肾命之阳，亦能通补任脉之阳。任脉总任诸阴，其不足每以阴虚为突出。

任督二脉一居身之前，一居身之后。滑伯仁说："人身之有任督，犹天地之有子午，可以分，可以合。分之以见阴阳之不离，合之以见浑沦之无间，一而二，二而一者也"（《十四经发挥》）。此二脉实乃人身阴阳之总纲。其阴阳之气能接续循环，气功家谓之小周天，有意识地练此功有却病、健康延年的作用。乃使身中阴阳二气平衡合化，故有生生之妙。凡八脉阳气不足，最终必求治于督；凡八脉阴气虚衰，最终必求治于任。任督阴阳对立而又同一，可为八脉阴阳之总纲。

维脉分阴阳，阳维维于阳，阴维维于阴。阳维关乎卫，阴维关乎营。人身营卫相从，二维脉阴阳必须互相维系，以维护表里营卫之和谐。丁德用说："阳维阴维者，是阴阳之纲维也，而主持阴阳之脉。今不能相维者，是阳不能主持诸阳，阴不能主持诸阴，故言怅然失志也；溶溶者缓慢，所以不能收持也"（《难经集注》）。《圣济总录》明确指出："阴阳更相维持，则诸经常调。"于此可见二维脉阴阳表里既对立而又同一。

跷脉分阴阳，阳跷为太阳别脉，阴跷乃少阴别脉。阳动阴静，阳跷主瘛而目睁，阴跷主瘈而目瞑。可见二跷阴阳之气共同主持了人的正常活动与睡眠。《难经》说："阴跷为病，阳缓而阴急；阳跷为病，阴缓而阳急。"丁德用注："其阴阳缓急者，即是虚实之义。阴跷为病，则阳缓而阴急，即病阴厥，足劲直而五络不通；阳跷为病，则阴缓而阳急，即狂走不卧死。"一跷为病，则内外阴阳失恒，而病有内外虚实的表现。说明跷脉阴阳内外既对立而又同一。

冲脉为血海居身前，为至阴之体；冲脉隶于阳明，多气多血，乃行气之冲衢，故以冲阳为用。其脉以充盛平谧为恒常，太冲脉盛，则经潮而能孕育。若阴血不涵，而冲阳妄动，阴虚火炎，厥逆上犯，变证多端。由于冲脉关系胞宫（精室）之功能协调，故其阴阳盛衰与任督阴阳常相左右。

带脉总领六合，形如浑沌，其一元之气，通于先后二天，包含阴阳二气合化而天成，故带脉为病初在气血，若至虚至损，终见阴阳衰败之象，又必须从阴阳着手调治。

由上观之，凡八脉皆各含阴阳而又互相联系，其中以任督阴阳为总纲。古人治八脉病，随八脉病理特点用药各有不同。如龚商年说："冲脉为病，用紫石英以为镇逆；任脉为病，用龟板以为静摄；督脉为病，用鹿角以为温煦；带脉为病，用当归以为宣补"（《临证指南·卷六·产后》）。但在总体上可以充养八脉之阴，通补八脉之阳以概之。故邵新甫指出：大凡八脉虚损，"须知填补精血、精气之分，益火滋阴之异。或静摄任阴，温理奇阳之妙处"（《临证指南·卷一·虚劳》）。说明奇经八脉用药除有归经特点之外，尚存在有共性的一面，即不离阴阳二字。

（四）奇经为络脉及其用药特点

奇经八脉有络脉之称。如阳跷为足太阳经之别络，阴跷为足少阴经之别络。《灵枢》论跷脉，谓男子以阴跷为络，女子以阳跷为络。《难经》有云："阳络者，阳跷之络也；阴络者，阴跷之络也。"因此，奇经具有络脉的特点。就奇经本体而观之，其发于肾下胞中，远离脏腑经脉，脉道迂回深远，形同络脉而细小。故治疗奇经疾病，常以流通之药投之，使能通行于深远处。或搜逐其邪，或通补其虚。以补为体，以通为用，始符奇脉生理特点。

八脉实证用药当分风、寒、湿、热、气滞、血瘀、痰阻等等。祛风如麻黄、桂枝、柴胡、防风等药；入络搜风如乌蛇、全蝎、僵蚕、蜈蚣等药；散寒如羌活、独活、细辛、藁本、苍耳子、川乌、吴萸、生姜、川椒、小茴、肉桂、附片等药；祛湿如艾叶、苍术、茯苓、苡仁、车前子、泽泻、防己、土茯苓、鹿衔草、威灵仙等药；清热如栀子、黄芩、大黄、川楝、石膏、鱼腥草、败酱草、赤芍、丹皮、犀角、地龙、花粉等药；调气如香附、乌药、木香、青皮、橘皮、降香、玄胡、厚朴、枳壳、紫石英、代赭石等药；行血如当归、川芎、泽兰、郁金、红花、丹参、益母草、桃仁、苏木、没药、牛膝、琥珀、灵脂、蒲黄、三棱、莪术、䗪虫、虻虫、鳖甲、穿山甲等药；祛痰如半夏、远志、南星、杏仁、海藻、昆布等药。凡此之类，或辛香流动，或走窜入络，能深入奇经祛除病邪。故叶天士说："治奇脉之结实者，古人必用苦辛和芳香以通脉络。"（叶语不注出处者均见《临证指南》）。

八脉虚证，治宜补养，要以通补为法，切忌敛涩呆补，否则难以通达迂远之病所。叶天士尝说："今以络脉失养，是用补方中，宣通八脉为正。"即强调宣畅通补。

八脉之虚，有气血阴阳之别。如黄芪、人参等能补其气，熟地、当归能养其血。而病至八脉虚损，每多见阴阳虚衰证候，是以通补八脉，首分阴虚阳虚。八脉皆赖阴血涵养，若八脉阳虚，补阳须顾其阴，应避免温热刚燥之品，恐再损其阴。叶天士说："阳药若桂附刚猛，风药若灵仙、狗脊之走窜，总皆劫夺耗散，用柔阳辛润通补方妥"（《叶氏医案存真·卷一》）。柔阳辛润药如鹿茸、麋茸、鹿角胶、鹿角霜、苁蓉、枸杞子、沙苑子、补骨脂、杜仲、菟丝子、胡桃、巴戟天、怀牛膝之类。至若八脉阴虚，用滋阴药，若无滑脱之证，则应舍酸收如萸肉、五味等品；用凉润药应避免苦寒如知母、黄柏等。叶天士指出："夫精血皆有形，以草木无情之药为补益，声气必不相应。桂附刚愎，气质雄烈；精血主脏，脏体属阴，刚则愈劫脂矣。至于丹溪虎潜法，潜阳坚阴，用知柏苦寒沉著，未通奇脉"。若"不晓八脉之理，但指其虚。刚如桂附，柔如地味，皆非奇经治法。"大凡养阴柔润清补药如猪、羊、牛之脊髓、鱼鳔胶、阿胶、淡菜、海参、鲍鱼、龟板、鳖甲、生牡蛎、紫河车、生熟地、石斛、女贞子、旱莲草、白芍、桑葚子、天冬、秋石等等。唯八脉失摄，如冲任紊乱，带脉失约，精血不固者，乃视情而用收引固涩法，药如乌贼骨、茜草炭、血余炭、贯众炭、芡实、金樱子、莲肉、莲须、椿根白皮、桑螵蛸、煅龙骨、煅牡蛎、萸肉、五味子、禹余粮、赤石脂等等。

　　奇经八脉为病，以不足虚损者居多，实证较少，其中虚实夹杂者又恒见之。在辨证的基础上，确立治法，或以通补为主，或以逐邪为主，或补泻兼施。而所用药物原则，则不越上述内容。其临证施方择药，又在医者善于权衡以行之。

第一章　阴维脉

一、释名

杨玄操说："维者，维持之义也。"丁德用说："阴维者，维络诸阴"（《难经集注》）。乃谓阴维脉有联络维护诸阴脉的意义。

二、循行部位

《难经·二十八难》说："阴维起于诸阴交也"。

《奇经八脉考》说："阴维起于诸阴之交，其脉发于足少阴筑宾穴，为阴维之郄，在内踝上五寸腨肉分中。上行股内廉，上行入小腹，会足太阴、厥阴、少阴、阳明于府舍（在腹结下三寸，去腹中行四寸半），上会足太阴于大横、腹哀（大横在腹哀下三寸五分，腹哀在日月下一寸五分，并去腹中行四寸半），循胁肋会足厥阴于期门（直乳下一寸半），上胸膈挟咽，与任脉会于天突、廉泉（天突在结喉下四寸半宛宛中，廉泉在结喉上二寸，中央是穴），上至顶前而终。"

综合诸论，阴维脉起于小腿内侧，发于足少阴经，沿下肢内侧上行至腹部，与足太阴脾经同行，到胁部与足厥阴经相合，然后上行至咽喉，与任脉相会。

三、阴维脉腧穴及与他经交会穴

阴维脉本经无腧穴，脉气反应在与他经的交会穴上。

筑宾：足少阴经穴，肾与阴维脉之会所，为阴维郄穴。

府舍：足太阴经穴，与阴维、厥阴交会于此。

大横：足太阴经穴，与阴维交会于此。

腹哀：足太阴经穴，与阴维交会于此。

期门：足厥阴经募穴，与足太阴、阴维交会于此。

天突：任脉穴，与阴维交会于此。

廉泉：任脉穴，与阴维交会于此。

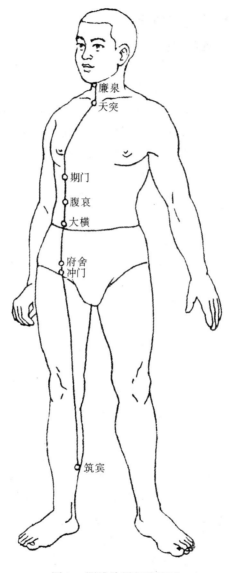

廉泉
天突
期门
腹哀
大横
府舍
冲门
筑宾

图1　阴维脉循行路线图

四、阴维脉生理功能

（一）维护血脉主里

《脉经·卷二》说："阴维为营，营为血，血者主心，故心痛也。"说明阴维脉维护营血而主里，阴维脉气关系脉道营血之盛衰，对心主血脉的循行起维护作用。同时，肝藏血，脾统血，肺主气朝百脉而布血，肾藏精而化血，故阴维主里并与五脏皆相维系。若脏阴失濡，或阴血痹阻，皆可病及阴维导致心胸疼痛。

（二）调节诸阴经经气

《难经·二十八难》说："阴维者，维络于身。"《难经·二十九难》又说："阴维维于阴。"阴维脉与任脉及足三阴经脉相交会，任为阴脉之海，三阴经皆行于胸腹之里，阴维脉对维系在里的诸阴经气血的流行起蓄溢调节作用。

（三）阴维与足少阴、手太阴的生理联系

阴维脉起于诸阴交，实发于足少阴，故阴维脉隶于足少阴肾。肾精能化血生营，阴维能导之以归于心。故阴维脉病心痛，不独与心主血脉有关，亦与足少阴相关。如热病邪入下焦，肾阴液涸，阴维无贮，则阴维无以导精上荣于心，可生心中憺憺大动，甚则心中痛。治从滋肾养液着手，使阴维满溢上滋包络，心痛可痊。

阴维脉与手太阴有密切联系。唐容川说："阳维阳跷两脉附于太阳经，行身之背，以太阳统治之矣。阴维阴跷两脉，行身之前，附于太阴，以太阴统治之矣"（《医经精义》）。盖《灵枢·营卫生会》说："太阴主内，太阳主外，各行二十五度，分为昼夜。"此论营行脉中，始于手太阴而复会于手太阴。卫行脉外，始于足太阳而复终于足太阳。昼行阳，夜行阴，昼夜各行二十五度。阳维维络一身之阳而主卫，阴维维络一身之阴而主营。阳跷主卫日行于阳腑，阴跷主卫夜行于阴脏。故阳维、阳跷关乎腑阳而隶于足太阳之卫气；阴维、阴跷关乎脏阴而系于手太阴之营血。手太阴行气布血于阴维，故有

助阴维维系阴血循行的功能。

五、阴维脉病证文选及病机

（一）阴维脉病证文选

《难经·二十九难》说："阳维维于阳，阴维维于阴，阴阳不能自相维，则怅然失志，溶溶不能自收持。"又说："阴维为病苦心痛。"

《脉经·卷二·平奇经八脉病第四》说："诊得阴维脉沉大而实者，苦胸中痛，胁下支满，心痛。"又说："诊得阴维如贯珠者，男子两胁实，腰中痛，女子阴中痛，如有疮状。诊得滞脉，左右绕脐腹腰脊痛冲阴股也。"

《脉经·卷十·手检图》说："从少阳斜至厥阴，是阴维也，动苦癫痫僵仆羊鸣。从少阳斜至厥阴，是阴维也，动苦僵，失音，肌肉淫痒，痹，汗出，恶风。"

（二）阴维脉病机分析

1. 实证：阴维脉与阴经相交。若邪犯阴维，或阴寒，或实热，阻滞脉气循行，其病涉任脉少阴者，则胸中痛，心痛，腰痛；其病涉厥阴者，则心痛并胁下支满，阴中痛痒；其病涉及太阴者，则心痛并见脐腹痛。

若阴维失调，脉气逆乱，痰浊内生，扰乱脏阴，神明失职，则发为癫痫之疾。阴维交任脉于廉泉，痰邪阻闭，则失音。

2. 虚证：阳维主卫，阴维主营，营行脉中，卫行脉外，若二维脉气不足。营卫相维失调，则肌肤失养，或为淫痒；或为血痹；或汗出恶风；或怅然失志，溶溶不能自收持。甚者阴维无贮，营血无以养心而致心痛也。

六、阴维脉病治则

阴维脉维络诸阴经而系于营血，若邪犯阴维而为里实者，当结合三阴经辨证，治从三阴。如有太阴证候，或温中行滞，或泄热通腑；如有厥阴证候，或和血通脉，或温寒降逆；如有少阴证候，或温阳救逆，或清营凉血。若为里虚，由脏腑虚损而及阴维者，则视气血阴阳之虚而通补之。故李时珍说：治阴维脉病，须"因病药之，如此阴阳虚实，庶乎不差矣。"

七、阴维脉病用药选说

张洁古说："阴维为病苦心痛，治在三阴之交。太阴证则理中汤；少阴证则四逆汤；厥阴证则当归四逆、吴茱萸汤主之。"

李时珍说：阴维为病苦心痛，"凡热痛兼少阴及任脉者，金铃散、延胡索散；兼厥阴者，失笑散；兼太阴者，承气汤主之。若营血内伤，兼夫任、冲、手厥阴者，则宜四物汤、养营汤、妙香散之类。因病药之，如此阴阳虚实，庶乎不差矣"（《奇经八脉考》）。

沈金鳌据张洁古、李时珍意，综合条列治疗阴维病方药：

理中汤（阴维）　人参、白术、甘草、干姜。

当归四逆汤（阴维）　当归、桂枝、白芍、细辛、甘草、通草、大枣。

吴茱萸汤（阴维）　吴萸、人参、姜、枣。

金铃散（阴维）　金铃子、延胡索各一两，每末二钱，酒下。痛止，与枳术丸去其余邪。

延胡索散（阴维）　延胡索、当归、蒲黄、赤芍、官桂各一钱，姜黄、木香、乳香、没药各七分，炙草五，姜三片。此方兼治妇人血结胸，心腹作痛连腰胁脊膂，上下攻刺，甚作抽搐。

失笑散（阴维）　蒲黄、五灵脂。

承气汤（阴维）　大黄、芒硝、枳实、厚朴。

养荣汤（阴维）　当归、白芍、生地、熟地、赤苓、山栀、麦冬、陈皮各一钱，人参、甘草各五分，枣二枚，乌梅一个。

四物汤（阴维）　川芎、当归、白芍、熟地各一钱二分半，一方：春倍川芎，夏倍芍药，秋倍熟地，冬倍当归；春加防风，夏加黄芩，秋加天冬，冬加桂枝。

妙香散（阴维） 麝香一钱、另研，煨木香二两半，山药（姜汁炙）、茯苓、茯神、黄芪、远志（去心，炒）各一两，人参、桔梗、炙甘草各半两，朱砂（另研）三钱。为细末，每服二钱，温酒调下。（《杂病源流犀烛》）

朱小南谓阴维主药：当归、川芎。（《朱小南妇科经验选》）

八、阴维脉穴位主治

1. 筑宾

释名：筑指杵，宾指柱，足少阴肾脉之气，从此注入腨肠之间，使人两腿倍增气力，故名。

功能：解痉，安神。

主治：心、胃、胸腹疼痛诸疾，呕吐涎沫，疝痛，足腨疼痛，及狂言善怒。

刺灸：直刺 1.0～1.5 寸，可灸。

2. 府舍

释名：府指脏，舍指住，此穴为足太阴、阴维、足厥阴之会所，三经从此上入腹络胸，结心肺，故名。

功能：通腑散结。

主治：腹痛，疝气痛，痛从胁下上抢心，及积聚等。

刺灸：直刺 0.5～1 寸，可灸。

3. 大横

释名：平者为横，穴当脐孔横平旁开四寸，内有横结肠，主治大肠疾患，故名。

功能：通腑气，调肠腑。

主治：泄泻，痢疾，便秘，腹痛。

刺灸：直刺 0.7～1 寸，可灸。

4. 腹哀

释名：哀有鸣与爱的含义，穴当腹部，主治腹痛肠鸣，犹如腹中发出哀鸣之声；且腹裹肠胃，须加爱护，故名。

功能：调理胃肠。

主治：阴寒气结之腹痛肠鸣，完谷不化，便秘，痢疾。

刺灸：直刺 0.7 ~ 1 寸，可灸。

5. 期门

释名：期指一周，人体十二经气血始于云门，终于期门，周而复始，故名。

功能：疏肝理脾，调气活血。

主治：胸胁胀满疼痛，呕逆吞酸，胁下积聚，奔豚，喘咳，疟疾寒热，热入血室。

刺灸：斜刺 0.5 ~ 0.8 寸，可灸。

6. 天突

释名：天指上，突指烟囱之突起，喉结突起，穴当其上，故名。

功能：宽胸理气，通利气道，降痰宣肺。

主治：气逆，咳喘，暴喑，咽喉肿痛，呕逆，瘿瘤，梅核气。

刺灸：先直刺 0.2 寸，然后将针尖转向下方，紧靠胸骨后方刺入 0.5 ~ 1 寸，可灸。

7. 廉泉

释名：舌为廉。廉又指菱角状；液为泉，此穴上有喉结，形似棱角，内当舌下，主治舌咽疾病，故名。

功能：通调舌络，清利咽喉。

主治：舌下肿痛，舌缓流涎，舌强不语，暴喑，乳蛾，咽食困难，舌肌萎缩。

刺灸：向舌根斜刺 0.5 ~ 0.8 寸，可灸。

九、阴维脉病证治条辨

1. 阴维脉病，心胸疼痛，凡寒痛兼少阴及任脉者，四逆汤主之；兼厥阴者，当归四逆汤主之；兼太阴者，理中汤主之。

四逆汤

附子（生用）10 克　干姜 10 克　炙甘草 6 克　水煎服。

当归四逆汤

当归 10 克　桂枝 10 克　白芍 10 克　细辛 10 克　炙甘草 6 克　木通 6 克　大枣 4 枚　水煎服。

理中汤

人参 10 克　干姜 10 克　炙甘草 10 克　白术 10 克　水煎服。

注：李时珍说："盖阴维之脉，虽交三阴而行，实与任脉同归。故心痛多属少阴、厥阴、任脉之气上冲而然。暴痛无热，久痛无寒，按之少止者为虚，不可按近者为实。"阴维维系诸阴经，其病每兼三阴证候。寒邪卒伤，阴维失于维系，则络脉血气凝滞不通，病发心痛。若心痛证兼手足厥冷，吐逆下利，脉沉微细，是病涉少阴，可用四逆汤回阳救逆，复脉止痛；若痛而手足厥寒，脉细欲绝，是病涉厥阴，可用当归四逆汤，温经散寒，养血通脉；若兼腹痛自下利，不渴，是病涉太阴，可用理中汤温中散寒，健脾燥湿，理太阴以调阴维。

2. 阴维脉病，心胸疼痛，凡热痛而兼少阴及任脉者，金铃子散主之，延胡索散亦主之；兼厥阴者，失笑散主之；兼太阴者，小承气汤主之。

金铃子散

川楝子 30 克　延胡索 30 克　为细末，每服 9 克，酒调下。

延胡索散

延胡　当归　桂心各 30 克　研为散，每服 9 克，以童便和酒各半盏，加姜半分煎服。

失笑散

蒲黄　五灵脂　各等分为末，煎膏，醋调服。

小承气汤

大黄 12 克　厚朴 6 克　枳实 10 克　水煎服。

注：阴维脉病，由实热之邪犯络脉而致心胸疼痛，其症兼腹热而肢末冷，乃病及少阴任脉，可用金铃子散以泄厥热行滞

气；若阴维血络瘀阻，心胸疼痛，并及胁肋少腹，乃病涉厥阴，可用失笑散以清瘀热行血络；若心胸疼痛并腹胀满，大便秘结不行，乃邪兼太阴脾实，可用小承气汤通肠泻热，疏通阴维气机。

3. 心痛彻背，背痛彻心，乌头赤石脂丸主之。

乌头赤石脂丸

川椒 30 克　乌头 30 克　附子（炮）15 克　干姜 30 克赤石脂 30 克　研末蜜丸如梧子大，先食服一丸，日二服；不知，稍加服。

注：阴寒之邪痼结不解，由阴维攻冲而及少阴，心背彻痛，痛无休止，手足厥寒，脉必沉紧。治宜温阳祛寒，峻逐阴邪。方用乌附姜椒大辛大热入阴维之络而逐寒止痛，赤石脂温涩敛固阳气。使阴邪散，脉络通，则心痛可止。

4. 阴维脉病，心胸疼痛，怔忡，健忘，寝汗，发热者，人参养营汤主之。

人参养营汤

人参 10 克　白术 10 克　黄芪 10 克（蜜炙）甘草 10克（炙）　陈皮 10 克　桂心 6 克　当归 10 克（酒洗）熟地黄10 克　五味子 6 克　茯苓 10 克　远志 6 克　白芍 15 克　生姜6 克　大枣 4 枚　水煎服。

注：阴维主营，统于太阴，隶于少阴。太少气血不足，阴维失养，病及心络而失荣，故心胸疼痛并心神不安，怔忡健忘。阴维营气不与阳维卫气相和谐，故寝汗出而发热。治用人参养营汤，补太阴之气，生少阴之血，使满溢阴维而通补络脉，则诸症可释。

5. 温热病入下焦，热深厥甚，脉细促，心中憺憺大动，甚则心中痛者，三甲复脉汤主之。

三甲复脉汤

炙甘草 12 克　干地黄 20 克　生白芍 18 克　麦冬 15 克阿胶 9 克　麻仁 9 克　生牡蛎 15 克　生鳖甲 24 克　生龟板 30

克　水煎服。

注：温热病深入下焦，消烁肝肾阴液，热深厥深。阴维脉隶少阴，肾阴液涸，则阴维无贮，无以导精上奉，少阴心主失养，故心中憺憺大动；甚者包络失荣故心痛。脉细促，阴伤之极也。治以三甲复脉汤育阴潜阳，补任脉通阴维也。

结语

《难经》云："阴维为病苦心痛。"《脉经》说："诊得阴维脉沉大而实者，苦胸中痛。"可见心胸疼痛是阴维脉病的主要症候。由于阴维主里，与诸阴经相维系，心胸疼痛每与阴经相涉，因而兼有阴经的寒热虚实症状。故阴维心胸痛必须结合有关阴脏经脉辨证治疗。其心胸痛兼见少阴之寒证者，用四逆汤；甚者用乌头赤石脂丸。兼厥阴之寒证者，用当归四逆汤。兼太阴虚寒证者，用理中汤。兼见少阴之热证者，用金铃子散，或延胡索散。兼厥阴之热瘀证者，用失笑散。兼太阴之实热证者，用小承气汤。若心疼而怔忡，盗汗发热，乃太阴少阴气血俱虚，阴维失荣，则用人参养营汤。若肾液将涸，阴维无贮以致心中痛者，则用三甲复脉汤。

第二章　阳维脉

一、释名

杨玄操说："维者，维持之义也。"丁德用说："阳维者，维络诸阳"（《难经集注》）。乃谓阳维脉有联络维护诸阳脉的意义。

二、循行部位

《素问·刺腰痛论》说："阳维之脉，脉与太阳合腨下间，去地一尺所"。

《难经·二十八难》说："阳维起于诸阳会也。"

《奇经八脉考》说："阳维起于诸阳之会，其脉发于足太阳金门穴，在足外踝下一寸五分。上外踝七寸，会足少阳于阳交为阳维之郄（在外踝上七寸，斜属二阳之间）。循膝外廉，上髀厌，抵少腹侧，会足少阳于居髎（在章门下八寸，监骨上陷中）。循胁肋，斜上肘上，会手阳明、手足太阳于臂臑（在肘上七寸，两筋罅陷中，肩髃下一寸）。过肩前，与手少阳会于臑会、天髎（臑会在肩前廉，去肩端三寸宛宛中。天髎在缺盆中，上毖骨际中央）。却会手足少阳、足阳明于肩井（在肩上陷中，缺盆上大骨前一寸五）。入肩后，会手太阳、阳跷于臑俞（在肩后大骨下胛上廉陷中）。上循耳后，会手足少阳于风池（在耳后发际陷中）。上脑空（承灵后一寸半，夹玉枕骨下陷中）、承灵（正营后一寸半）、正营（目窗后一寸）、目窗（临泣后一寸）、临泣（在瞳仁直上入发际五分陷中），下额与手足少阳、阳明五脉会于阳白（眉上一寸，直瞳仁相对）。循头入耳，上至本神而止（本神直耳上入发际中）。"

综合诸论，阳维脉循行：起于足跟外侧发于足太阳经，向上经过外踝，沿足少阳经上行髋关节部，再循胁肋后侧，从腋后上肩，经颈部耳后，行至后项风池，复经头侧到前侧额而终。

三、阳维脉腧穴及与他经交会穴

阳维脉本经无腧穴，脉气反应在与他经交会穴。

金门：足太阳经郄穴，阳维脉气发于此。

阳交：足少阳经穴，阳维交会于此，又为阳维之郄穴。

居髎：足少阳经穴，阳维脉会于此。

臂臑：手阳明经穴，阳维、手足太阳均会于此。

臑会：手少阳经穴，阳维脉交会于此。

臑俞：手太阳经穴，阳维、阳跷、手少阳均交会于此。

天髎：手少阳经穴，阳维脉、足少阳交会于此。

肩井：足少阳经穴，阳维脉交会于此。

风池：足少阳经穴，阳维脉、手少阳交会于此。

脑空：足少阳经穴，阳维脉交会于此。

承灵：足少阳经穴，阳维脉交会于此。

正营：足少阳经穴，阳维脉交会于此。

目窗：足少阳经穴，阳维脉交会于此。

临泣：足少阳经穴，阳维脉、足太阳经交会于此。

阳白：足少阳经穴，阳维脉、手少阳均交会于此。

本神：足少阳经穴，阳维脉交会而终于此。

四、阳维脉生理功能

(一) 维护卫气主表

《脉经·卷二》说："阳维为卫，卫为寒热。"阳维主卫与足太阳相关。阳维脉发足太阳之金门，太阳为诸阳主气，为诸经之藩篱，统摄营卫。阳维乃足太阳之别脉，得太阳气血资助，蓄溢太阳脉气，有维护卫气主表之功。故李时珍说："阳维主一身之表"，关系卫气之乖逆。然三阳属表，内连膀胱、胆、胃。若腑气受邪，病及阳维，则卫气失恒，洒则为寒，闭则为热。

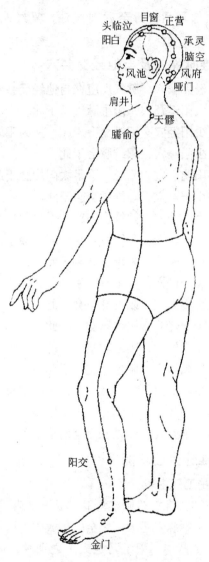

图 2　阳维脉循行路线图

（二）维系调节诸阳经经气

《难经·二十九难》说："阳维维于阳"。阳维维于阳表现在对诸阳经经气的调节作用。李时珍说："阳维之脉，与手足三阳相维。"《难经·二十八难》又说："阳维……维络于身。"皆说明阳维维系全身在表的诸阳经经气的流行，而有蓄溢调节作用。

（三）与阴维脉相维系

奇经虽无对偶关系，但阴阳二维脉仍存在阴阳对立而又同一的关系。阴维主营主里，阳维主卫主表，卫阳在外而为固，营阴在内而为守。营卫本相偕行，阴阳二维脉必须互相维系，从而维护机体内环境的统一。故张洁古说："阴阳相维，则营卫和谐矣。"阴维维系脏阴，若脏病不足，病及阴维，营阴无以系恋阳维之卫阳，因而有虚寒虚热之病证出现。

五、阳维脉病证文选及病机

（一）阳维脉病证文选

《素问·刺腰痛论》说："阳维之脉令人腰痛，痛上怫然肿，刺阳维之脉，脉与太阳合腨下间，去地一尺所。"

《难经·二十九难》说："阳维为病苦寒热。"

《脉经·卷二·平奇经八脉病》说："诊得阳维脉浮者，暂起目眩，阳盛实，苦肩息，洒洒如寒。"

《脉经·卷十·手检图》说："从少阴斜至太阳，是阳维也，动苦肌肉痹痒。"又说："从少阴斜至太阳，是阳维也，动苦颠，僵仆，羊鸣，手足相引，甚者失音不能言。癫疾直取客主人，两阳维脉，在外踝绝骨下二寸。"

（二）阳维脉病机分析

1. 实证：阳维维系诸阳经，主卫主表，若暴感六淫之邪，卫气与邪相争，则发生寒热症候。李时珍说："阳维为病亦苦寒热，盖卫气昼行于阳，夜行于阴。阴虚则内热，阳虚则外寒。邪气在经，内与阴争而恶寒，外与阳争而发热。"因阳维始终与太阳、少阳相联附，故若邪犯阳维而兼太阳者，则恶寒发热并见太阳之脉浮、头项强痛、身疼腰痛、喘息等表证。若邪犯阳维而兼少阳，则症见往来寒热并目眩等。

邪犯阳维而影响太阳经气不利，足太阳行腰背，故腰痛；邪气与气血搏结不行，则腰痛而肿。

阳维脉起于外踝，上行阳分上头抵本神。若阳维失调，阳气逆乱，痰浊上扰，神明失司，清窍闭塞，则发癫痫。

2. 虚证：《内经》说："卫气者，所以温分肉，适寒温，肥腠理，司开合者也。"阳维脉维系卫气，表系三阳，若因久病内损阴血，阴维失养，阴不恋阳，则营气失其与卫气之维系，亦可变生恶寒发热之症。故久病劳损，每有寒热内生，是病及阳维。

阳维脉虚，卫气不固，则汗出而寒。若卫气周行失常，或风寒湿邪乘虚侵袭，则肌肤或痹，或痒，或为不仁。

六、阳维脉病治则

阳维脉维络诸阳经而系于卫气，故凡邪犯阳维而属表实者，当结合三阳经辨证，治从三阳，或发汗，或和解，或清下。邪阻气分，务宜宣通。若因虚损及于阳维，无以维持护卫，则须视气血阴阳之不足而调补之。

七、阳维脉病用药选说

《得配本草》说："黄芪主阳维为病苦寒热。"又说："白芍主阳维寒热。""桂枝走阳维。"按此黄芪益阳维以实卫固表，是治奇经虚证之寒热。桂枝、白芍解肌发汗，是治邪犯阳维而兼太阳表证之寒热。

沈金鳌总结前人治阳维方药谓：

桂枝汤（阳维）　桂枝、白芍、甘草、姜、枣。

麻黄汤（阳维）　麻黄、桂枝、杏仁、炙甘草。

黄芪建中汤（阳维）　桂枝、甘草、芍药、大枣、生姜、饴糖、黄芪。

八物汤（阳维）　人参、茯苓、白术、甘草、川芎、当

归、白芍、地黄。《杂病源流犀烛》)

按：八物汤治营卫慄卑而病寒热，说出李时珍。沈氏所举乃八珍汤，应为《三因方》之八物汤，详见本章证治条辨中。

八、阳维脉穴位主治

1. 金门

释名：贵重为金，金有要义，穴属太阳郄穴，为本经要穴，有似金玉之贵重；门乃开关出入之所；穴又为阳维脉气发出之所，故名。

功能：开窍醒神，舒筋止痛。

主治：癫痫，小儿惊风，腰痛，下肢痹痛，外踝痛。

刺灸：直刺0.3~0.5寸，可灸。

2. 阳交

释名：交即会，足少阳、阳维交会于此，故名。

功能：疏肝利胆，定惊安神。

主治：胸胁胀满，面肿，下肢痿痹，膝股痛，癫狂惊痫。

刺灸：直刺0.5~0.8寸，可灸。

3. 居髎

释名：居指蹲坐，髎指骨隙，穴当髋节部，蹲坐时此处显现凹陷空隙，以其居而成髎，故名。

功能：强腰膝，通经络。

主治：腰腿痹痛，瘫痪，足痿，疝气。

刺灸：直刺或斜刺1.5~2寸，可灸。

4. 臂臑

释名：上臂内侧称臑。《正字通》载：自肩到腕为臂，自肩到肘为臑。本穴位于三角肌下端偏内侧，故名。

功能：舒筋活络，清热明目。

主治：肩臂痛，瘰疬，目疾。

刺灸：直刺或向上斜刺0.5~1.5寸，可灸。

5. 臑会

释名：臑指上臂，穴当臂臑之侧，臑俞之下，又为手少阳与阳维之会所。故名。

功能：清热利节，通经散郁。

主治：瘿气，瘰疬，目疾，肩臂痛。

刺灸：直刺0.5~1寸，可灸。

6. 臑俞

释名：肱骨上端为臑，是穴在肩端后，大骨下肩上廉陷中，故名。

功能：散风，舒筋，止痛。

主治：肩臂酸痛无力，肩肿，颈项瘰疬。

刺灸：直刺0.6~1寸，可灸。

7. 天髎

释名：上部为天，骨隙称髎，穴当肩胛冈上凹陷中，故名。

功能：祛风湿，通经络。

主治：肩肘痛，颈项强痛，胸中烦满。

刺灸：0.5~0.8寸，可灸。

8. 肩井

释名：凹陷深处为井，穴在肩上陷中，适当缺盆上，大骨前，故名。

功能：通经理气，豁痰开郁。

主治：头项强痛，肩背痛，手臂不举，乳痈，乳汁不下，滞产，中风，疔疮。

刺灸：直刺0.5~1寸，可灸

9. 风池

释名：风指病邪；池有浅的含义，穴为风邪易侵之所，主治风邪疾患，为搜风要穴，故名。

功能：祛风解表，清利头目。

主治：头项强痛，眩晕，目赤痛，鼻渊，气闭耳聋，中风，热病，感冒。

刺灸：向鼻尖方向刺0.5~0.8寸，可灸。

10. 脑空

释名：空即孔，有凹陷意，穴当脑户旁，挟玉枕骨下外陷中，故名。

功能：祛风，开窍。

主治：头痛，眩晕，项强，目痛，耳鸣，痫证。

刺灸：平刺0.5~0.8寸。可灸。

11. 承灵

释名：承者，受也。灵指神志，穴当头顶，头为元神之府，本穴承受神明而主治脑部疾患，故名。

功能：清热散风。

主治：头痛骱衄，鼻寒，鼻渊，鼻窒，目痛。

刺灸：平刺0.5~0.8寸，可灸。

12. 正营

释名：正有遇，恰巧之意；营有布、集之意。穴属胆经，又为阳维之脉所布处，恰与胆经相遇结集，故名。

功能：疏风，活络，止痛。

主治：偏头痛，目眩，齿痛，唇吻强急。

刺灸：平刺0.5~0.8寸，可灸。

13. 目窗

释名：人之二目犹室之有窗而通明，本穴能治目疾，故名。

功能：祛风消肿，清头明目。

主治：头痛，目眩，目赤肿痛，青盲，远视，近视，面浮肿，小儿惊痫。

刺灸：平刺0.5~0.8寸，可灸。

14. 头临泣

释名：临，居高视下之意；泣，指泪水。穴当头部，目之上方，居高临下，当人泣时，酸楚临其穴处，上液之道开则泣下，故名。

功能：泻热祛风，清脑明目。

主治：头痛，目眩，目翳，流泪。

刺灸：平刺 0.5～0.8 寸，可灸。

15. 阳白

释名：白为光明之意。针刺本穴能使病目重见日光，故名。

功能：祛风泻火，利胆明目。

主治：前额头痛，目眩，目痛，雀目，眩晕，眼睑眴动。

刺灸：平刺 0.5～0.8 寸，可灸。

16. 本神

释名：本有宗义，穴当神庭旁三寸，能治神明之疾，故名。

功能：清热止痛，镇静安神。

主治：头痛目眩，颈项强痛，癫痫，小儿惊风，半身不遂。

刺灸：平刺 0.5～0.8 寸，可灸。

九、阳维脉病证治条辨

1. 阳维脉病，恶寒发热，寒热而兼太阳者，有汗桂枝汤主之；无汗麻黄汤主之。寒热而兼少阳者，小柴胡汤加减主之。

桂枝汤

桂枝 10 克　白芍 10 克　炙甘草 6 克　生姜 10 克　大枣 4 枚　水煎服。服后进少量热稀粥或开水，盖被取微汗。

麻黄汤

麻黄 10 克　桂枝 6 克　杏仁 10 克　炙甘草 3 克　水煎服。

小柴胡汤

柴胡 15 克　黄芩 10 克　人参 10 克　半夏 10 克　炙甘草 10 克　生姜 10 克　大枣 4 枚　水煎服。

注：李时珍说："阳维之脉，与手足三阳相维，而足太阳、少阳则始终相联附者。寒热之证，惟二经有之，故阳维为病亦

苦寒热。"阳维联络阳经而维护肌表,邪犯肌表,则病阳维,卫气与邪争,故有寒热之证。张洁古指出:"卫为阳主表,阳维受邪为病在表,故苦寒热。"仲景说:"太阳病,初服桂枝汤,反烦不解者,先刺风池、风府,却与桂枝汤则愈。"张洁古说:"此二穴,乃阳维之会也。谓桂枝后,尚自汗发热恶寒,其脉寸浮尺弱,而反烦,为病在阳维,故先针此二穴。"可见恶寒发热为阳维病症。然而恶寒发热亦为太阳病症,惟太阳更有头项强痛诸症。故谓除寒热外,更见头痛汗出、鼻鸣干呕者,是兼太阳表虚,可用桂枝汤解肌发表,调和营卫以治之。若兼头痛、身疼腰痛,骨节疼痛,无汗而喘者,是兼太阳表实,宜用麻黄汤发汗散寒以治之。若发热恶寒,寒已而热,热已又寒,更兼胸胁苦满,默默不欲饮食,心烦喜呕,则为病兼少阳,当用小柴胡汤和解之,并视其兼夹证而加减,用如小柴胡汤加减法。

2. 恶风而倦,自汗,小腹急痛,寒热如疟,骨节烦疼,其脉寸尺俱微而迟者,八物汤主之。

八物汤

桂枝 6 克　白芍 10 克　当归 6 克　川芎 6 克　前胡 6 克　防风 6 克　茯苓 10 克　炙甘草 6 克　生姜 10 克　大枣 4 枚
水煎服。

注:营血不足,奇脉失养,阳维护卫,为邪所伤。营弱卫强,故恶风而倦。发热汗出,脉微而迟。欲救邪风,当补营血以滋汗源,佐以解肌祛风。方用当归、白芍、川芎养营血益阴维;桂枝、前胡、防风祛风解卫和阳维;茯苓、炙甘草入阳明以助气血之源;姜枣和营卫以调之。

3. 阳维脉衰,卫外失固,屡易感冒风邪者,黄芪建中汤主之。

黄芪建中汤

黄芪 10 克　桂枝 10 克　炙甘草 6 克　白芍 15 克　生姜 10 克　大枣 4 枚　饴糖 30 克　水煎取汁,烊化饴糖服。

注：阳维主表主卫，为机体之藩篱。阳维脉衰，则卫外失固，风邪易于乘袭致病。故人有屡易感冒，旋愈旋发者，用药祛风，必去者自去，来者自来，邪气留连，终无解期。治此等证，可投以黄芪建中汤，建立中气，充虚塞空，使阳维实，则藩篱自固，邪不易侵。其有偏寒偏热之兼夹者亦可用之。

4. 背寒鼓栗，而后发热，气自下冲，呛咳不已，肌消神烁，热解无汗，亦不渴饮，脉空大，按之不鼓者，鹿归桂枝汤主之。

鹿归桂枝汤

生鹿角 10 克　当归 10 克　桂枝 10 克　白芍 10 克　炙甘草 6 克　生姜 10 克　大枣 4 枚　水煎服。

注：背寒鼓栗而后发热，颇类似邪入少阳。然热解时无汗，非外感表病。证由烦劳抑郁，致伤阳气。其症肌消神烁，脉来空大，按之不鼓，乃正经气血不足并已损及奇脉。阳维主卫，阴维主营，二维失养，营卫失调，故发寒热；冲气上逆，故气冲呛咳。治必参究奇经，用鹿角、当归温卫阳养营血，以益二维冲脉，桂枝汤调和营卫，以解寒热之复作。

5. 产后下虚，厥气上冲犯胃，食入呕胀，脉络日空，寒热汗泄者。吴萸桂枝汤主之。

吴萸桂枝汤

吴茱萸 6 克　桂枝 10 克　炮干姜 3 克　茯苓 10 克　木瓜 10 克　大枣 4 枚　水煎服。

注：产后失血，下焦空旷，奇脉失调，厥气上逆，冲气犯胃，故入食呕胀。阳维失司，卫不谐营，故寒热汗泄。治宜平冲理维。方用吴茱萸、炮干姜温阳降逆；桂枝、木瓜辛甘酸敛，理阳维调营卫。不用白芍，以其酸寒，产后虚寒者忌之，故易以酸温之木瓜。大枣益胃，茯苓引诸药达于奇脉也。

6. 形羸内损，胃不思纳，恶寒发热时起者，二鹿参苓汤主之。

二鹿参苓汤

鹿茸 3 克（研吞）鹿霜 10 克　人参 10 克　当归 6 克　茯

苓 10 克　炙甘草 6 克　生姜 10 克　大枣 4 枚　水煎服。

注：病者或因产瘥劳损，或因久病不复，或素禀不克充旺，以致伤及奇脉阳气。阳维脉衰，不司维续护卫，继起寒热。奇脉下损及胃，故不思纳。治宜煦提奇阳，通补胃阳，使阳维充实，则寒热可平；化源得充，形羸可复。方用鹿茸鹿霜温煦督脉而益阳维，以督为阳脉之海也。人参、茯苓、炙甘草通补胃阳，养后天，使奇脉得以附丽。当归补血，益阴配阳。生姜大枣调和营卫，有助平调寒热之功。

7. 热病阴伤，渴饮梨汁，寒热复起，舌色绛赤者，阿胶龟板汤主之。

阿胶龟板汤

阿胶 15 克（烊化）　龟板 15 克　人参 10 克　知母 10 克丹皮 10 克　水煎服。

注：热病日久五液全涸，渴饮梨汁，以救其阴。然肝肾脏阴未复，阴维无贮，累及阳维，营卫造偏，寒热复起，是阴损不能交恋其阳。亟宜育阴，以涵阳维之脉，便浮阳安宅，卫有所归。方用阿胶填阴补液塞空；龟板育阴潜阳；知母坚阴，合丹皮以清除混入阴分之热；人参益气，合诸药以养阴。此治阴伤病及阳维之寒热。

8. 带淋日久，脂液垂涸，为寒为热，浮肿腹膨者，阿苁柏参汤主之。

阿苁柏参汤

阿胶 15 克（烊化）　生牡蛎 15 克　苁蓉 10 克　人参 10克　柏子仁 6 克　郁李仁 6 克　苡仁 15 克　水煎服。

注：带淋迁延日久，精血渐渐耗损，奇脉失充，阳维受累，营卫失谐，故起寒热。且下损及脾，中焦失夺，故浮肿腹膨。治宜咸寒益下，通补中州。方用阿胶、牡蛎、苁蓉滋阴养液以涵卫阳，调阳维而平寒热。柏仁辛润，芳香益脾。郁李仁润燥，消四肢浮肿。人参、苡仁益气扶脾，以充化源。

9. 经闭不行，忽然暴崩，血止形瘦，黄白淋漓自下，寒则周身拘束，热时烦躁口干，天明汗出乃止。痹必身麻如虫行，四肢骨节皆痛者，地芍乌贼汤主之。

地芍乌贼汤

生地黄15克　白芍15克（烊化）　乌贼骨12克　茜草6克　小麦30克　水煎服。

注：经闭不行，忽又暴崩，冲任功能已紊。书云：崩中日久为白带，漏下多时骨髓枯。脂液荡尽，以致形羸枯槁。由冲任损及阳维，营卫造偏，寒热乃作。晡至天明，卫气行阳，汗出寒热乃止。痹则卫气行于阴，肌肤失煦，故身麻如虫行。营血亏损，无以营养百骸，故四肢骨节皆疼。其治宜大补冲任阴血，益营以和卫，则阳维得调而寒热痛麻可止。方用地芍阿胶滋阴养血；乌贼益肾，生精化血；茜草色赤，蔓延空通，有生血调经之效，《内经》用此二物治疗气竭肝伤之血枯，补肝肾即所以丽奇脉也。小麦养心液而止汗，有安养阳维以平寒热之功。

10. 经漏崩淋日久，继起寒热汗出，渴喜冷饮，腹胁痛，脉数者，归芍甘麦大枣汤主之。

归芍甘麦大枣汤

当归10克　白芍12克　炙甘草10克　淮小麦30克　大枣5枚　茯神10克　水煎服。

注：经漏淋漓日久，下焦阴血亏损，奇脉失精血充灌，阳维脉衰，无以维持护卫，故寒热汗泄。脏阴液伤，故渴喜饮冷以自救。阳维脉沿足少阳胆经循胁而上，阳维脉衰，经络失养，故腹胁痛。脉数者，血液不足之征。八脉隶于肝肾，治宜养肝血以充阳维脉络。故以甘润养营之归芍甘麦大枣汤主治。

11. 经先腹痛，喉中燥痒，咳逆，不思饮食，寒热无汗者，泽兰汤主之。

泽兰汤

泽兰10克　归身10克　丹参10克　桂枝10克　白芍10克　柏仁6克　茯苓6克　水煎服。

注：月经之行，冲任主之。郁伤气血，冲任失调，故经前腹痛。任脉上行至喉，冲脉上行至胸，冲任气逆，故喉痒咳逆。阳维怫郁，卫气郁闭，寒热继起。此症病在奇脉，治在血海阳维。方用泽兰、归身、丹参和血调经；桂枝白芍入阳维以调营卫；柏子仁辛香润燥悦脾，茯苓引诸药入于下焦奇脉。

12. 经事衍期，膂脊常痛，阴弱内热，阳微外寒，入暮病剧，天晓安然者，加减复脉汤加牡蛎鹿茸主之。

加减复脉汤加牡蛎鹿茸

炙甘草 12 克　干地黄 20 克　生白芍 18 克　麦冬 15 克
阿胶 9 克　麻仁 9 克　生牡蛎 15 克　鹿茸 3 克（研吞）　　水八杯，煮取八分，分三次服。

注：肝肾精血久亏，奇脉失于灌溉，冲任失调，月经衍期；督脉失养，膂脊常痛；阳维维系失司，阴虚则生内热，阳虚则生外寒。入暮卫气入于脏阴，人气衰，邪气盛，故病剧。天晓卫气行于阳，人气生而邪气衰，故安然也。治以加减复脉汤加牡蛎鹿茸育阴养血，通补奇阳。

13. 精腐瘀阻溺窍为痛，似淋非淋，大便难，恶寒燥热时作者，龟甲鲍鱼汤主之。

龟甲鲍鱼汤

龟板 15 克　鹿茸 3 克（研末冲）　当归 6 克　枸杞 10 克
小茴 3 克　茯苓 10　苁蓉 10 克　柏子仁 10 克　鲍鱼 30 克
水煎服。

注：房劳伤肾，或忍精不泄，以致精腐瘀阻尿窍，小便似淋非淋而痛。五液枯耗，肠道失濡，故大便难。久则阳维脉伤，故起寒热。治宜大补精血，通理阳维。方用龟甲补阴，鲍鱼益阴化腐以助之。当归、枸杞益精血而扶羸。阴虚至此，每损及阳。故用鹿茸补阳气以振颓，苁蓉、小茴温润以益之。用柏子仁合当归、苁蓉滋液润肠；茯苓引诸药入于下焦，且伍小茴、柏仁能渗腐浊之湿阻。于此阴阳复，阳维得养，寒热亦复其平。

14. 右后胁痛，牵连腰胯，发必恶寒逆冷，暖护良久乃温，此阳维腰痛者，鹿茴归桂汤主之。

鹿茴归桂汤

鹿角 10 克　小茴香 6 克　当归 10 克　桂枝 15 克　沙苑 10 克　杜仲 12 克　茯苓 10 克　水煎服。

注：经云：阳维之脉令人腰痛。阳维脉发太阳，太阳循腰脊；阳维循足少阳之脉过胯抵胁上肩，阳维脉气不利，故胁痛连腰胯。阳气不行，卫外失护，故痛则逆冷。得温热以助阳，乃能暂胜其冷。治宜暖阳维，通脉络。方用鹿角煦提督阳，亦即温通阳维；佐以沙苑、杜仲温阳强筋；桂枝、小茴温通脉络而止痛；当归和血脉；茯苓引诸药至于奇脉。

15. 暮年劳形，环跳跗骨酸麻而痛，痛处肉消形瘪者，当归羊肉石斛汤主之。

当归羊肉石斛汤

当归 10 克　羊肉 30 克　虎骨 6 克　苁蓉 10 克　石斛 15 克　枸杞 10 克　巴戟 10 克　怀牛膝 10 克　杜仲 15 克　水煎服。

注：阳维脉循外踝而上，交足少阳过环跳。阳维气血不布，筋骨失濡，所过之处，肉消形脱，此不足之征也。暮年脾肾已衰，复加劳形，耗血伤气，奇脉少于灌溉，阳维脉气失荣，故环跳跗骨酸麻而痛。此非外伤于邪，治宜通补阳维脉络。方用羊肉大补虚羸，虎骨强壮筋骨，当归、石斛养阴血而蠲痹痛，苁蓉、枸杞、巴戟、牛膝、杜仲皆温养强筋，辛润通补，合用之有解除阳维脉络酸麻疼痛之效。

结语

《难经》说："阳维为病苦寒热。"阳维主卫主表，脉发于太阳，维系诸阳经。阳维卫气失调而病寒热，须结合诸阳经辨治。若邪气外袭阳维，病兼太阳之表，其属表虚者，则用桂枝汤。若表实无汗者，由用麻黄汤。有少阳兼证者，用小柴胡汤。若营血不足，阳维脉衰，感受外邪者，或用八物汤养营实脉以祛风；或用黄芪建中汤益气固卫而御邪。若阳气营血两形不足，阳维失调，冲气上逆者，则用鹿归桂枝汤。产后寒热汗泄，冲气犯胃者，用吴萸桂枝汤理维脉而平冲。若虚损致阳维不司维续，胃阳亦衰者，治宜温煦维督，通补胃阳，方用二鹿参苓汤。阳维阴维互相维系，则营卫和谐。阴维维系脏阴，若肝肾阴虚不复，则阴维营液亦涸，无以系恋维阳，故病阴伤之寒热。其治或咸寒育阴以配阳，方如阿胶龟板汤，阿苁柏参汤，地芍乌贼汤；或甘润养营以谐卫，方如归芍甘麦大枣汤。亦有冲任失调，阳维拂郁之寒热，则用泽兰汤和经血以调营卫。若阴阳两伤以致阳维失调之寒热，则养阴振阳两调之，方如加减复脉汤加牡蛎、鹿茸，或用龟甲鲍鱼汤。

阳维脉病腰痛，其因气虚恶寒者，可用鹿茴归桂汤；若酸麻形削者，则用当归羊肉石斛汤通补阳维脉络以治之。

第三章　阴跷脉

一、释名

杨玄操说："跷，捷疾也。"丁德用说："跷者，健也。"（《难经集注》）。跷有敏捷、矫健之义。其脉行于内侧，故称阴跷。

二、循行部位

《灵枢·脉度》说："跷脉者，少阴之别，起于然谷之后，上内踝之上，直上循阴股，入阴，上循胸里，入缺盆，上出人迎之前，入頄，属目内眦，合于太阳、阳跷而上行，气并相还则为濡目，气不荣则目不合。"

《难经·二十八难》："阴跷者，亦起于跟中，循内踝上行，至咽喉，交贯冲脉。"

《奇经八脉考》说："阴跷者，足少阴之别脉，其脉起于跟中，足少阴然谷穴之后（然谷在内踝前下一寸陷中），同足少阴循内踝下照海穴（在内踝下五分），上内踝之上二寸，以交信为郄（交信在内踝骨上，少阴前，太阴后筋骨间），直上循阴股入阴，上循胸里，入缺盆，上出人迎之前，至咽喉，交贯冲脉，入頄（kui 葵）内廉，上行属目内眦，与手足太阳、足阳明、阳跷五脉会于睛明而上行（睛明在目内眦外一分宛宛中）。"

综合诸论，阴跷脉为足少阴之别脉，起于足跟内侧，同足少阴经行内踝上至照海、交信，上循大腿内侧，过阴部，然后沿腹上胸入缺盆。出人迎之前，至咽喉，交贯冲脉，过颧部，达鼻旁，属目内眦，与手足太阳、足阳明、阳跷会于睛明穴。

三、阴跷脉腧穴及与他经交会穴

阴跷脉本经无腧穴，脉气反应在与他经交会穴。

照海：足少阴经穴，八脉交会穴，阴跷脉所生。

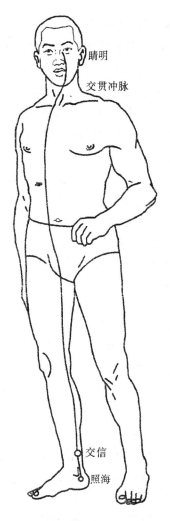

图3　阴跷脉循行路线图

交信：足少阴经穴，阴跷脉之郄穴。

　　睛明：足太阳经穴，阴跷、阳跷、手太阳、足阳明五经交会于此。

四、阴跷脉生理功能

（一）主司一身左右之阴气而司运动

阴跷起于足内踝而上行，分布于人体内侧，主一身左右之阴气。跷有敏捷、矫健之义，阴跷功能正常，主持收缩内旋之捷健，并与阳跷共同维持下肢运动之平衡。故李时珍说："阴跷主一身左右之阴。"五脏中以肝主筋，故阴跷司运动亦与肝主筋的功能同归。

（二）主司卫气行阴而目瞑

《灵枢·大惑论》说："夫卫气者，昼日常行于阳，夜行于阴，故阳气尽则卧。"《灵枢·口问》又说："阳气尽，阴气盛则目瞑。"卫气循阴跷流行于五脏阴经，则目瞑，保持人在夜间安静入眠的状态。《灵枢·卫气行》说："故卫气之行，一日一夜五十周于身，昼日行于阳二十五周，夜行于阴二十五周，周于五脏……其始入于阴，常从足少阴注于肾，肾注于心，心注于肺，肺注于肝，肝注于脾，脾复注于肾，为一周。是故夜行一舍，人气行于阴脏一周，与十分脏之八，亦如阳行之二十五周，而复合于目。"卫气日行阳分则寤，入夜须通过阴跷脉入阴脏复合于目则寐。此即《灵枢·寒热病》所说："跷脉在后项两筋间入脑，乃别阴跷阳跷，阴阳相交，阳入阴……交于目锐眦……阴气盛则瞑目。"跷脉入脑，脑为元神之府，由于阴跷阳跷主司卫气之阴阳出入，乃与脑共同维持人的正常寤寐，并主持眼目的开合，而有高度敏捷应激之功能。五脏中，以心藏神，肝藏魂，脾藏意，肺藏魄，肾藏志，胆主决断，若某脏病变，通过卫气而影响阴跷，皆可导致寤寐失恒。

（三）主司卫气行于五脏

张洁古说："阴跷在肌肉之下，阴脉所行，通贯五脏，主持诸里，故名为阴跷之络。"阴跷之循行路线，在人身两侧，何以"通贯五脏"？此乃阴跷主司卫气夜行于阴，故能通贯五脏，而主持诸里。《素问·痹论》说："卫者，水谷之悍气也。其气慓疾滑利，不能入于脉也，故循皮肤之中，分肉之间，熏于肓膜，散于胸腹。"张隐庵注："循于皮肤分肉之间，分肉者，肌肉之腠理；理者，皮肤脏腑之纹理也。盖在外则行于皮肤肌理之间，在内则行于络藏络府之募原，募原者，脂膜也，亦有纹理之相通……是外内上下，皮内脏腑，皆以受气，一日一夜，五十而周于身。"故张洁古谓阳跷在肌肉之上，乃指阴跷主卫气外行皮肤及六腑之腠理；其谓阴跷在肌肉之下，乃指阴跷主卫气内行五脏募原之腠理也。故《灵枢·脉度》说："阴脉（按指阴跷脉）荣其脏。"

（四）女子以阴跷为经脉

《内经》论人身经脉的长度主要计算手足三阴三阳、跷脉、督脉和任脉，共长十六丈二尺。而跷脉左右共四条，但女子只计算左右阴跷脉之长度，即以阴跷为经脉，不计算阳跷脉，以阳跷为络脉。故《灵枢·脉度》说："跷脉有阴阳，何者当其数？岐伯答曰：男子数其阳，妇子数其阴。当数者为经，其不当数者为络也。"《医学纲目》注："当数，谓当脉度一十六丈二尺之数也。男子以阳跷当其数，女子以阴跷当其数。"此论说明阴跷脉在女子起主导作用，阳跷为辅而节制之。故女子矫健多内向，而坚韧、敏捷、精细、沉静等等，皆与阴跷相关。

（五）阴跷与足少阴、手太阴的生理联系

阴跷脉发于照海，乃足少阴之别脉，故与足少阴密切联系，而隶于肾。肾主作强，出伎巧，肾受五脏六腑之精而藏之，阴跷蓄溢少阴精气而矫健捷疾。

前于阴维脉已论及阴跷脉统于太阴，手太阴肺行气布血于阴跷，有益阴跷主卫气之循行而司矫健之职。

五、阴跷脉病证文选及病机

（一）阴跷脉病证文选

《灵枢·大惑论》说："病目而不得视者，何气使然？岐伯曰：'卫气留于阴，不得行于阳，留于阴则阴气盛，阴气盛则阴跷满，不得入于阳，则阳气虚，故目闭也'。"

又说："人之多卧者，何气使然？岐伯曰：此人胃肠大而皮肤湿（《太素》作'涩'，为是），而分肉不解焉。胃肠大则卫气留久，皮肤湿则分肉不解，其行迟。夫卫气者，昼日常行于阳，夜行于阴，故阳气尽则卧，阴气尽则寤。故肠胃大，则卫气行留久；皮肤湿，分肉不解，则行迟。留于阴也久，其气不清，则欲瞑，故多卧矣。其肠胃小，皮肤滑以缓，分肉解利，卫气之留于阳也久，故少瞑也。"

又说："其非常经也，卒然多卧者，何气使然？岐伯曰：'邪气留于上焦，上焦闭而不通，已食若饮汤，卫气留久于阴而不行，故卒然多卧焉'。"

《灵枢·热病》说："目中赤痛，从内眦始，取之阴跷"（按指刺照海穴）。"

又说："癫，取之阴跷（按指照海）及三毛上（按指大敦穴）及血络出血。"

《素问·调经论》说："病不知所痛，两跷为上。"

《素问·刺腰痛篇》说："昌阳之脉，令人腰痛，痛引膺，目䀮然，甚则反折，舌卷不能言。刺内筋为二痏，在内踝上大筋前，太阴后，上踝二寸所（按指交信穴）。"

《难经·二十九难》说："阴跷为病，阳缓而阴急。"

《脉经·卷十·手检图》说："后部左右弹者，阴跷也。动苦癫痫，寒热，皮肤强痹。"

又说："后部左右弹者，阴跷也。动苦少腹痛里急，腰及髋窌下相连阴中痛，男子阴疝，女子漏下不止。"

又说："脉来暂大暂小，是阴络也。动苦肉痹，应时自发，身洗洗也。"

（二）阴跷脉病机分析

1. 实证：阴跷主司卫气行阴而目瞑。人若肠腑过于肥大则阴道迂远，卫气行于阴分的时间则较长；因而卫气入行于阳的时间较迟；同时皮肤涩滞，分肉之间不滑利，卫气入循阳分则迟缓。由此，卫气久留于阴跷，则阳气不精，故目瞑而发生嗜睡的症候。

阴跷得手太阴肺气之助而卫气流行，精神捷健。若邪气滞留上焦而闭塞，气机不通畅；加之饱食饮水，亦可使卫气滞留于阴分的时间较长，失去正常的运行，会发生突然嗜睡多卧的症候。

阴跷上行至目内眦，若邪客阴跷，脉络壅阻，可导致目赤疼痛。

阴跷乃足少阴别脉，腰者肾之府，肾司水液，阴跷病涉少阴，气化失司，可致癃闭，小便不利，或腰痛、阴疝、漏下等证。

阴跷脉行足胫内侧，与阳跷共司运动，若阴跷受邪，可致足内侧筋脉拘急，而足外侧筋脉弛缓，形成足内翻，所谓阳缓而阴急，从而导致跛足不能健行。

阴跷之络受邪，卫气痹阻，故生痹痛、寒热之证。

2. 虚证：卫气通过阴跷夜行于阴分，阴跷上至睛明，内连脑府。若阴跷虚损，失其矫健之职，脉气紊乱，影响脑府元神功能，则于夜间发生癫痫。故张洁古有癫痫"夜发灸阴跷"之说。

阴跷乃足少阴别脉，上行于胸，若阴跷不足，脉络失荣，则腰痛，痛引胸膺。阴跷脉络空乏，少阴液涸，虚风内动，则背反折，舌卷不能言。故经言治取"太阴后，上踝二寸所"，即少阴之交信穴，亦为阴跷之郄穴也。

六、阴跷脉病治则

《灵枢·大惑论》说：治阴跷脉病多卧，当"先其脏腑，诛其小过，后调其气，盛者泻之，虚者补之，必先明知其形志之苦乐，定乃取之。"即应结合脏腑气血阴阳辨证，采取补虚泻实的治法。此虽为多卧而设，亦可视为阴跷诸病之诊治法则。

七、阴跷脉病用药选说

《得配本草》说："肉桂通阴跷。"

沈金鳌说:"甘草干姜汤:(阴跷)甘草、干姜。"又谓嵩崖治"夜发癫痫属阴跷者,用四物汤加柴胡、瓜蒌、半夏、南星、黄柏、知母、远志、枣仁、菖蒲"(《杂病源流犀烛》)。

黄锦芳说:"古人论虚痫之症……夜发责之阴跷虚损,用六味丸加鹿角胶,或用紫河车、当归、人参"。又说:癫痫因"阴跷而兼阴维虚损,则于六味丸加鹿胶、鹿茸、人参、故纸、当归、河车、紫石英"(《续名医类案》)。

朱小南说阴跷药:肉桂。又谓穿山甲、虎骨入阴阳两跷(《朱小南妇科经验选》)。

按:观上药入少阴滋阴养血或温阳者,能通补阴跷。而涤痰降火通络之药能入阴跷,祛其邪气。其义与《内经》补虚泻实颇合,而又具体落实了阴跷用药之内容。

八、阴跷脉穴位主治

1. 照海

释名:照者光明所及,海乃百川之会,本穴主治目疾之广似海,足少阴肾气至此,阴跷脉发于此,八脉交会于此,故名。

功能:滋阴补肾,利咽明日。

主治:咽干,嗜卧,惊恐不宁,梅核气,暴喑,痫症,失眠,目赤肿痛,月经不调,赤白带下,阴挺,阴痒,癃闭。

刺灸:直刺 0.5~0.8 寸,可灸。

2. 交信

释名:守时为信,穴属肾脉,从此交会到脾经三阴交,治月经诸疾,昔称月经为信,故名。

功能:益肾调经。

主治:月经不调,崩漏,阴挺,阴痒,疝气,睾丸肿痛,膝股内廉痛。

刺灸:直刺 0.7~1 寸,可灸。

3. 睛明

释名:睛指目,即目珠;明指照。穴在目内眦,主治目疾，针此有明目之功，故名。

功能：祛风明目。

主治：目赤肿痛，通风流泪，眦痒，夜盲，色盲，青盲。

刺灸：闭目，紧靠眶缘直刺 0.3～0.5 寸，不宜大幅度提插、捻转，禁灸。

九、阴跷脉病证治条辨

1. 少纳腹胀，沉困懒倦，怠惰嗜卧，四肢不收者，交泰丸主之。

交泰丸

干姜 30 克（炮）　巴豆霜 15 克　人参 30 克　肉桂 30 克柴胡 45 克　川椒 45 克　白术 45 克　厚朴 40 克　川楝 30 克茯苓 50 克　砂仁 30 克　川乌 45 克　知母 40 克　吴萸 50 克黄连 30 克　皂角 30 克　紫苑 30 克　同为极细末，炼蜜为丸，如梧子大，每服十丸，温水送下。

注：食滞胃肠，中焦痞塞，足太阴阳气不升，手太阴肺气失布，湿火不降，气滞于中，阴跷脉满，故腹胀、困顿、嗜卧。此《灵枢》卫气久留于阴之欲瞑多卧症也。病由脾胃而及阴跷，遵《内经》先其脏腑之治法，故用东垣交泰丸主治。其方以炮姜、川椒、吴萸温中散寒；厚朴、砂仁宽胀去湿；巴豆荡除肠胃冷积；皂角开结；紫菀降气通肠；柴胡升清阳；知母、黄连、川楝泻阴火；参、术、苓健中；肉桂、川乌温通经络，使卫气从阴行阳。若此则阳升阴降，食消中健，阴跷脉通，卫气由阴出阳，阴阳交泰而病可除。

2. 气短神倦，肢惰嗜卧者，人参益气汤主之。

人参益气汤

黄芪 10 克　人参 10 克　肉桂 3 克　炙甘草 6 克　生地 10克　白芍 10 克　五味子 6 克　防风 5 克　升麻 5 克　水煎服。

注：经云："阴平阳秘，精神乃治。"若阳衰阴弱，势必精神不足。阴跷主瞑，阳跷主寤。今阴跷脉衰，故惰卧，然瞑而不熟；阳跷不足，虽寤而神倦萎靡。故治宜振兴阴阳脉气而

平调之。方用生地、白芍、五味子强阴跷之阴气；参、芪、桂、草振阳跷之阳气；佐以防风、升麻者，风药升阳，祛太阴之湿，助卫气之流行，以阴跷统于太阴也。于是则卫气从内达外，则阴阳霫臛運，日行一周，以成寤寐之常也。

3. 昼日如常人，癫痫夜发者，参鹿地黄汤主之。

参鹿地黄汤

熟地黄 15 克　山萸肉 10 克　山药 10 克　丹皮 6 克　茯苓 10 克　泽泻 6 克　人参 10 克　鹿角胶 10 克（烊化）　水煎服。

注：《脉经》有阴跷发癫痫之说。张洁古以痫症夜发者，取阴跷穴灸之。故人有每于夜卧时即发痫疾者，则从阴跷主治。卫气夜行阴跷，若阴跷虚损，气行失常，影响神明之司，则夜发痫症。阴跷乃足少阴别脉，故取滋养肾阴之六味地黄汤补少阴使满溢阴跷，复加人参、鹿胶温养精血，俾阴跷脉充而复矫健之职，以杜绝痫症复发之苦。

4. 经候适来，肢骸若撤，两踝臂肘常冷，环口肉瞤蠕动，初则气升至咽，久则懒食脘痞者，参附粳米汤主之。

参附粳米汤

人参 10 克　姜半夏 10 克　茯苓 10 克　淡附片 6 克　白粳米 15 克　木瓜 6 克　水煎服。

注：阴跷之脉起于跟中，循内踝上行至咽喉交贯冲脉。冲脉为血海隶于阳明，跷脉亦赖其灌溉。本证经水既行，则冲脉血气亏空，无以温暖分肉；阴跷亦失所荣，而失矫健之职。故踝肘常冷，肢骸若撤。阳明环唇，虚则环口肉瞤；阴跷气逆，则气升咽喉。胃失摄纳，故懒食脘痞。阳明乃气血之化源，胃气以降为顺，故治以通补阳明，则冲脉阴跷皆得其隆盛旁溢之气，诸症可释。方用人参益胃气，附子振胃阳，粳米扶胃阴；佐半夏之辛以降逆，茯苓之淡以渗下，则成通补之法。木瓜之酸以救胃法，并有舒筋之用，且缓附子半夏之刚燥。此从脏腑着手以调奇脉之治法。

结语

阴跷司矫健之职，其病卫气稽留于阴而不行阳，则倦怠多卧。阴跷得太阴行气布血之助而能行矫捷之功能，若太阴脾阳不升（手足太阴同气），湿火不降，卫气久留于阴，以致阴跷脉满，症见腹胀嗜卧者，可用交泰丸，健中消食，升降阴阳。若阴跷脉衰，阳跷不足，气短神倦嗜卧者，则用人参益气汤。

阴跷脉发少阴，其脉气紊乱，夜发痫症，治当滋补少阴以益阴跷，方用参鹿地黄汤。

阴跷脉交冲脉于咽喉，皆得阳明气血之灌注。若行经血海空乏，冲脉阳明皆虚，阴跷失职，其症环口肉瞤，脘痞懒食，气升塞咽，肢骸若撤，治从通补胃脏以益冲跷，方如参附粳米汤。

第四章　阳跷脉

一、释名

杨玄操说："跷，捷疾也。"丁德用说："跷者，健也。"跷有敏捷、矫健之义。其脉行于外侧，故称阳跷。

二、循行部位

《灵枢·寒热病》说："足太阳有通项入于脑者，正属目本，名曰眼系……入脑乃别阴跷、阳跷，阴阳相交，阳入阴，阴出阳，交于目锐眦。"

《难经·二十八难》说："阳跷脉者，起于跟中，循外踝上行，入风池。"

《灵枢·脉度》说："跷脉从足至目，七尺五寸，二七一丈四尺，二五一尺，合一丈五尺。"

《奇经八脉考》说："阳跷者，足太阳之别脉，其脉起于跟中，出于外踝下足太阳申脉穴（在外踝下五分陷中，容爪甲白肉际）。当踝后绕跟，以仆参为本（在跟骨下陷中，拱足得之）。上外踝上三寸，以跗阳为郄（在外踝上三寸，足太阳之穴也）。直上循股外廉，循胁后髀，上会手太阳、阳维于臑俞（在肩后大骨下胛上廉陷中）。上行肩膊外廉，会手阳明于巨骨（在肩尖端上行两叉骨隙间陷中），会手阳明、少阳于肩髃（在髃骨头肩端上，两骨罅陷宛宛中，举臂取之有空）。上人迎夹口吻，会手足阳明、任脉于地仓（夹口吻旁四分，外如近下有微脉动处）。同足阳明上而行巨髎（夹鼻孔旁八分，直瞳子，平水沟），复会任脉于承泣（在目下七分，直瞳子陷中）。至目内眦，与手足太阳、足阳明、阴跷五脉会于睛明穴（见阴跷下）。从睛明上行入发际，下耳后，入风池而终（风池在耳后，夹玉枕骨下发际陷中），凡二十二穴。"

综合诸论，阳跷为足太阳之别脉，起于足跟外侧，经外踝上行腓骨后缘，沿股部外侧循胁后上肩，过颈部，上挟口角进入目内眦，与手足太阳、足阳明、阴跷五脉交会于睛明。一支再从外沿足太阳经上额，下耳后与足少阳合于风池。一支从项入脑，别为阴跷阳跷。

三、阳跷脉腧穴及与他经交会穴

阳跷脉本经无腧穴，脉气反应在与他经交会穴。

申脉：足太阳经穴，阳跷脉发于此，通督脉，属八脉交会穴。

仆参：足太阳经穴，阳跷脉交会于此。

跗阳：足太阳经穴，阳跷之郄穴。

臑俞：手太阳经穴，阳跷、阳维、手少阳经交会于此。

巨骨：手阳明经穴，阳跷脉交会于此。

肩髃：手阳明经穴，阳跷脉交会于此。

地仓：足阳明经穴，阳跷脉与手阳明经皆交会于此。

巨髎：足阳明经穴，阳跷脉与手阳明经皆交会于此。

承泣：足阳明经穴，阳跷脉、任脉交会于此。

睛明：足太阳经穴，阳跷、阴跷、手太阳、足阳明五脉交会于此。

风池：足少阳经穴，阳跷、阳维、手少阳脉交会于此。

四、阳跷脉生理功能

（一）主一身左右之阳气而司运动

阳跷脉起于足跟，循外踝上行，分布于人体之两外侧，主一身左右之阳气。跷有敏捷、矫健之义，阳跷脉功能正常，主伸展外旋之捷健，并与阴跷共同维持下肢运动之平衡。故李时珍说："阳跷主一身左右之阳。"五脏中肝主筋，故阳跷司运动与肝主筋的功能同归。

（二）主司卫气行阳而目瞤

《灵枢·卫气行》说："平旦阴气（原无'气'，据《甲乙经》卷一第九，《太素》卷十二补）尽，阳气出于目，目张

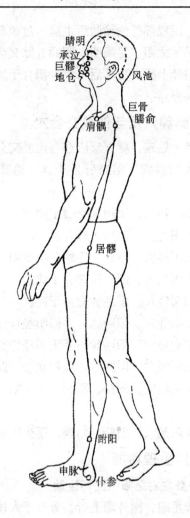

睛明
承泣
巨髎
地仓
风池
巨骨
臑俞
肩髃
居髎
跗阳
申脉
仆参

图 4　阳跷脉循行路经图

则气上行于头，循项下走太阳，循背下至小指之端。其散者，别于目锐眦，下手太阳，下至手小指之端（原为‘间’，据《太素》卷十二改）外侧。其散者，别于目锐眦，下足少阳，注小指次指之间。以上循手少阳之分（原后有一‘侧’字，据《太素》卷十二删），下至小指次指（原无，据《太素》卷十二补）之间。别者以上至耳前，合于颔脉，注足阳明，入大指之间，入掌中。其至于足也，入足心，出内踝，下行阴分，复合于目，故为一周。"此论早晨卫气循阴分二十五周已尽，上出于目内眦之睛明，人即张目醒来，卫气则循于诸阳经，包括手足太阳、手足少阳及手足阳明。卫气从足夜行阴分再回到阳分，必须通过跷脉而至目，故说一周。当卫气循阳跷运行并流行于阳经时，则目瞑而不瞑，保持人在白天的清醒状态。因此，《灵枢·口问》说："阴气尽而阳气盛则目瞑矣。"卫气从阴行阳要通过跷脉交会，故《灵枢·寒热病》说："阴跷阳跷，阴阳相交……阴出阳，交于目锐眦，阳气盛则瞋目。"张景岳说："阴跷阳跷之气，并行回还而濡润于目。若跷气不荣，则目不能合。"沈金鳌又说："跷以矫举为义，其脉之剽悍，同于卫气，而皆上出目内眦，然皆有孔道，与卫不同。"说明阳跷司卫气主目开瞑，与阳维司卫主表迥然有别。跷脉入脑，脑为元神之府，五脏中，心主藏神，肝主藏魂。故跷脉司卫气而主瞑寐与脑心肝等神脏功能互相关切。阳跷司卫气至夜能交行于阴，必得心阴涵纳，肝血归藏之助，始能入于阴跷至静也。

（三）主司卫气行于六腑

张洁古说："阳跷在肌肉之上，阳脉所行。通贯六腑，主持诸表，故名为阳跷之络。"阳跷行人身两外侧，何以"通贯六腑"？阳跷司卫气昼行于阳，通过经脉而通贯六腑，对维持六腑之健运有协调作用。所以《灵枢·脉度》说："阳脉（按指阳跷脉）荣其腑。"

（四）男子以阳跷为经脉

《内经》指出人身经脉的长度主要计算手足三阴、三阳、督、任与跷脉，共长十六丈二尺。跷脉左右共四条，男子则只计算左右阳跷脉之长度，即以阳跷为经脉；不计算阴跷脉的长度，以阴跷为络脉。此论说明阳跷脉在男子身上起主导作用，阴跷脉为辅而制约之。故男子矫健多外向，而强健、慓悍、捷疾、多动，此皆与阳跷有关。

（五）阳跷与足太阳经的生理联系

阳跷乃足太阳之别脉，其虽与三阳相关，而与足太阳关系尤为密切。必太阳气血充盛，满溢于阳跷，则络脉和畅。若阳跷脉滞，常反应在太阳经脉部位病变，如目内眦痛，腰腿痛等等。

五、阳跷脉病证文选及病机

（一）阳跷脉病证文选

《灵枢·邪客》说："五谷入于胃也，其糟粕、津液、宗气分为三隧。故宗气者积于胸中，出于喉咙，以贯心脉，而行呼吸焉。营气者，泌其津液，注之于脉，化以为血，以荣四末，内注五脏六腑，以应刻数焉。卫气者，出其悍气之慓疾，而先行于四末分肉皮肤之间，而不休者也。昼日行于阳，夜行于阴，常从足少阴之分间，行于五脏六腑。今厥气客于五脏六腑，则卫气独卫其外，行于阳不得于入阴。行于阳则阳气盛，阳气盛则阳跷陷（《太素》作'满'，当从之），不得入于阴，阴虚故目不瞑。黄帝曰：善。治之奈何？伯高曰：补其不足，泻其有余，调其虚实，以通其道，而去其邪。饮以半夏汤一剂，阴阳已通，其卧立至。黄帝曰：善。此所谓决渎壅塞，经络大通，阴阳和得者也。愿闻其方。伯高曰：其汤方以流水千里以外者八斗，扬之万遍，取其清五升煮之，炊以苇薪火，沸，置秫米一升，治半夏五合，徐炊令竭为一升半，去其滓，饮汁一小杯，日三稍益，以知为度。故其病新发者，复杯则卧，汗出则已矣。久者三饮而已也。"

《灵枢·大惑论》说："病而不得卧者，何气使然？岐伯曰：卫气不得入于阴，常留于阳。留于阳则阳气满，阳气满则阳跷盛，不得入于阴则阴气虚，故目不瞑矣。"

《素问·缪刺论》说："邪客于足阳跷之脉，令人目痛，从内眦始，刺外踝之下半寸所（按指申脉穴），各二痏，左刺右，右刺左，如行十里顷而已。"

《素问·经脉别论》说："少阳藏独至，是厥气也，跷前卒大，取之下俞（按指足临泣穴）。"

《难经·二十九难》说："阳跷为病，阴缓而阳急。"

《经脉·卷十·手检图》说："前部左右弹者，阳跷也，动若腰背痛。微涩为风痛，取阳跷。"又说："前部左右弹者，阳跷也，动苦腰痛，癫痫，恶风，偏枯，僵仆，羊鸣，疮，痹，皮肤身体强痹，直取阳跷，在外踝上三寸，直绝骨是也。"又说："脉来暂小暂大者，是阳络也，动苦皮肤痛，下部不仁，汗出而寒也。"

（二）阳跷脉病机分析

1. 实证：阳跷主司卫气行阳而目瞑，若脏腑为邪所客，则卫气不入于阴，而阳跷脉满，导致失眠。

阳跷脉上行交于目内眦之睛明。若邪客阳跷，脉络壅阻，导致目疾。倪维德说："阳跷受邪者，内眦即赤，生脉如缕，缕根生于瘀肉，瘀肉生黄赤脂，脂横侵黑睛，渐生神水，此阳跷为病之次第也"（《原机启微》）。其论乃据《内经》而来，但更详细地说明了阳跷病目的症状和演变过程。

阳跷脉行足外侧，主司运动，若阳跷受邪，可致足外侧筋脉拘急，而足内侧筋脉弛缓，形成足外翻之病态，所谓阴缓而阳急，以致跛足不能健行。

阳跷乃足太阳别脉，太阳行腰背，邪犯阳跷，经气不利，可反应在足太阳经脉而苦腰背疼痛。

阳跷之络受邪，卫气痹阻，则皮肤痛，或麻木，或汗出恶寒。

2. 虚证：阳跷主卫气行阳而目瞑，若肾水不足，阴不涵阳，则虚阳不能入阴，阳跷脉满，可致失眠，此阳跷不寐之虚证也。

阳跷主司卫气昼行于阳，阳跷上至睛明内连脑府，若阳跷虚损，失其矫健之职，脉气紊乱，影响元神功能，则于昼间发生癫痫，僵仆，羊鸣，瘈疭。故张洁古有"癫痫昼发灸阳跷"之说。

阳跷主司卫气，若阳跷脉虚，卫气行迟，则肌肤失煦，甚者气血失荣，故有偏枯、麻痹之证候。

六、阳跷脉病治则

《灵枢》论治失眠属于阳跷病之治法说："补其不足，泻其有余，调其虚实，以通其道，而去其邪。"此论虽为失眠立法，亦可视为阳跷病诸证之治疗法则。"通其道"即通调卫气循行于阳跷之道，用实则泻之，虚则补之的方药，调其虚实，以平为期。

七、阳跷脉病用药选说

《得配本草》谓"防己入阳跷"，"穿山甲、虎骨入阴阳二跷。"

《灵枢》用半夏秫米汤治阳跷不寐，则半夏、秫米亦入阳跷。

沈金鳌谓嵩崖治阳跷癫痫用升阳汤（连节麻黄、防风、苍术、炙甘草）。

又举治阳跷方药：

桂枝汤（阳跷）　　桂枝、白芍、甘草、姜、枣。

麻黄汤（阳跷）　　麻黄、桂枝、甘草、杏仁。

承气汤（阳跷）。

半夏汤（阳跷）　　长流水八升，扬万遍，取其清五升煮之，炊以苇薪，火沸，置秫米一升，治半夏五合，徐炊令至一升半，去其滓，饮汁一小杯，日三稍益，以知为度。故其病新发者，覆杯则卧，汗出则已，久者三饮而已。（《杂病源流犀烛》）

黄锦芳说："虚痫之症，昼发责之阳跷虚损，用十补汤加益智仁。"又说：癫痫"若阳跷而兼阳维虚损，则于补中益气汤加桂枝、益智。"《续名医类案》）

按：上述药如半夏祛痰，秫米益气，防己祛湿，麻黄、防风宣发郁阳，十补汤、补中益气汤疗虚损等等，或泻其有余，或补其不足，与《内经》治则殊合，而具体充实了阳跷用药内容。

八、阳跷脉穴位主治

1. 申脉

释名：申同伸，脉指筋肉，穴主筋肉之屈伸，故名。

主治：癫狂，痫证，头痛，眩晕，腰痛，腿膝曲伸疼痛，骱冷不立。

刺灸：直0.2~0.3寸，可灸。

2. 仆参

释名：仆指从，参指拜。穴当足跟骨下陷中，若行参拜时，常行屈膝礼，其穴当屈膝礼手到之处；加之本穴主治腰痛不举，足跟痛，腿痛转筋，身体挛曲，形同行屈膝礼，故名。

功能：舒筋壮骨。

主治：下肢痿弱，足跟痛，腿痛转筋，脚气膝肿，癫痫。

刺灸：直刺0.5~1寸，可灸。

3. 跗阳

释名：跗有从属之义，足太阳之络别走少阴，阳气将尽，从此阳经已络于阴脉，实有附属之阳气，故名。

功能：利腰腿，清头目。

主治：头重，头痛，下肢瘫痪，腰腿痛，踝部肿痛。

刺灸：直刺0.5~1寸，可灸。

4. 臑俞见阳维脉。

5. 巨骨

释名：巨指大，巨骨即锁骨。穴在锁骨外端，人荷重时，此骨支持重力，以维持胸部脏器不受压迫，骨虽不大而承力颇巨，穴当此位，故名。

功能：散瘀，止痛。

主治：肩痛，手臂不得屈伸，瘰疬，瘿气。

刺灸：直刺 0.5 ~ 0.8 寸，可灸。

6. 肩髃

释名：肩指肩部，髃指肩胛骨。穴位于肩上髃骨处，主治肩关节诸病，故名。

功能：祛风热，通经络，利关节。

主治：肩背手臂痛，上肢不遂，瘰疬，风热瘾疹，肝阳上亢。

刺灸：直刺或斜刺 0.5 ~ 1 寸，可灸。

7. 地仓

释名：藏谷之器名仓，地食人以五味，五味入口贮于胃，犹如仓库，穴位于口吻旁，故名。

功能：祛风邪，利机关，通气滞。

主治：口歪，唇疹，流涎，眼睑𥆧动，面痛。

刺灸：直刺 0.2 寸，或向颊车方向斜刺 0.5 ~ 1 寸。

8. 巨髎

释名：巨为大，髎指骨之凹陷处。此穴在颜面颧骨最高突起下陷处，故名。

功能：祛风活络。

主治：口眼歪斜，眼睑𥆧动，鼻衄，齿痛，唇颊肿。

刺灸：直刺 0.3 ~ 0.5 寸，可灸。

9. 承泣

释名：承为接受，泣指泪水。人哭泣时此处承受泪水，针此有收泪之功，故名。

功能：散风泻火，疏邪明目。

主治：目赤肿痛，迎风流泪，夜盲，口眼歪斜，眼睑𥆧动。

刺灸：固定眼球，沿眶下缘直刺压入 0.3 ~ 0.7 寸，不宜大幅度转动，禁灸。

10. 睛明见阴跷脉。

11. 风池见阳维脉。

九、阳跷脉病证治条辨

1. 虚劳虚烦不得眠者，酸枣仁汤主之。

酸枣仁汤

酸枣仁 30 克　甘草 6 克　知母 10 克　茯苓 10 克　川芎 6 克　以水先煎酸枣仁数沸，再入诸药同煎。

注：卫气行于阳跷而魂寓于目则寤。经云：肝藏魂，魂归于肝则卧。然能入寐者，必卫气由阳跷而入于阴脏。若虚劳阴血不涵，阳不入阴，则阳跷满，魂不得归藏，故虚烦不得眠。治宜养阴血以纳跷阳。方用酸枣仁合甘草酸甘化阴养血，敛浮散之阳气使从阳跷入归阴脏；知母坚阴除烦；川芎顺气行血，以通阳跷之道；茯苓引诸药从阳跷入于至阴使魂安阴宅。

2. 痰饮咳逆，寤不肯寐者，半夏秫米远志汤主之。

半夏秫米远志汤

制半夏 30 克　秫米 30 克　生姜 10 克　远志 10 克（蜜炙）　水煎服。

注：痰饮咳唾气逆，阳上升动，甚则眩晕，阳不入阴，则阳跷脉满，寤不能寐。治宜祛痰浊上壅之邪，决渎壅塞，通阳跷之道，使阳归于阴则寐也。方用《灵枢》半夏秫米汤加味，取半夏辛温祛痰降逆，半夏生于五月，得夏之半，一阴初生，由阴出阳，故经用之治阳不入阴，阳跷脉满，目不得瞑；秫米即糯小米，性味甘黏微凉，能养营补阴；加生姜以宣散痰饮；远志祛痰，通肾气于阳跷，有安神之功。合用之使气降痰平，阳跷脉通，阳入于阴乃寐也。

3. 舌赤痱瘰，夜不安寝者，天王补心丹主之。

天王补心丹

生地 120 克（酒洗）　人参 15 克　元参 15 克（炒）丹参 15 克（炒）　茯苓 15 克　桔梗 15 克（炒）　远志 15 克（炒）　酸枣仁 30 克（炒）　柏子仁 30 克（炒，研去油）天冬 30 克（炒）　麦冬 30 克（炒）　当归 30 克（酒洗）五味子 30 克（炒）　蜜丸，弹子大朱砂为衣，临卧灯心汤服一丸。

注：劳心过度，燔灼营液，舌为心苗，故赤起痱瘰而疼。心阳引相火交升，阳跷脉满，神外弛而不安宅。治宜滋养心阴，以伏阳跷虚火而安神，天王补心丹可充心液以涵跷阳也。

4. 咳唾失血，时时茎举，夜不能寐者，龟甲安跷汤主之。

龟甲安跷汤

龟腹甲 15 克　　人中白 10 克　　知母 10 克　　黄柏 10 克　　代赭石 15 克　　仙鹤草 30 克　　水煎服。

注：思虑太过，心阳挠动，上伤阳络，下烁肾阴，相火虚浮，跷阳独升，故见失血、茎举、失眠等阴虚火动之症。方以龟板、知母、黄柏、人中白滋阴降火以纳跷阳，代赭石、仙鹤草清镇止血并有安神之效。

5. 久病脏液内耗，心腹热灼，寤不成寐者，龟胶淡菜汤主之。

龟胶淡菜汤

龟胶 15 克（烊化）　　淡菜 30 克　　熟地 12 克　　黄柏 10 克　萸肉 10 克　　五味子 6 克　　远志 6 克　　茯苓 10 克　　水煎服。

注：久病伤液，脏阴内耗，阴不配阳，虚热内起，故心腹灼热；虚阳外浮，阳跷脉满，阳不交阴，以致不寐。治宜咸寒以滋脏阴，酸收以敛浮阳，方用龟胶补任阴以涵跷阳，熟地滋阴以佐之。淡菜生于咸水之中，外偶内奇，有坎卦之象，能补阴中真阳，其形禽阖，故能潜真阳之上动；黄柏苦寒坚阴彻热；萸肉、五味酸敛阴液；远志通肾气于阳跷而宁神；茯苓安神并引诸药入于下焦奇脉。

6. 遗精滑精，久久不愈，渐至夜寤不寐，心中怔忡惊悸者，桑螵蛸散主之。

桑螵蛸散

人参　　茯苓　　远志　　石菖蒲（盐水炒）　　桑螵蛸（盐水炒）龙骨（煅）龟板（醋炙）当归　各等分，为末，人参汤下。

注：精关久滑不固，阴损及阳，肾不交心，精不养神，致忪仲惊悸；阳气不能从阳跷夜入阴分，故寐不成寐。治宜固精养神，使从阳跷导入阴分，则神能安宅。方用桑螵蛸散涩精固气，交心肾，纳跷阳也。

7. 痫发昼多夜少，其来迅速，昏仆，口吐涎沫，四肢逆冷，抽搐，脉滑，苔黄，醒则饮食如常者，当归芦荟丸主之。

当归芦荟丸

当归30克　龙胆草30克　栀子30克　黄柏30克　黄芩30克　大黄15克　芦荟15克　青黛15克　木香6克　麝香1.5克　蜜丸，生姜汤下。

注：痫厥速发，神昏抽搐，脉滑，苔黄，乃厥阴肝木火旺，阳化之极，挟冲脉阳跷逆气而升，神明遂乱，故用当归龙荟丸直泻厥阴跷阳。李东垣尝云：痫乃督冲二跷奇邪为病。古人治痫，方法殊多，此用纯苦直泻，聊备一法。

8. 跗臁痹痛，夜暮为甚，面赤，大便不爽，左脉弦大者，石斛蚕砂汤主之。

石斛蚕砂汤

石斛30克　晚蚕砂10克　防己10克　黄柏10克　草薢15克　水煎服。

注：肝主筋主怒，劳怒动肝伤血，湿热乘袭痹阻筋脉，病及阳跷脉络，痛在跗臁。暮夜，厥阴旺时也。左脉弦大，肝主病脉也。面赤便不爽，阳浮而疏泄失利也。治宜养阴祛湿，泻热舒筋，以通阳跷脉络。方用石斛强阴除痹，《别录》谓其能治脚膝疼冷痹弱之症。黄柏泻热燥湿，蚕砂、防已、草薢祛湿活络通痹。

9. 足腿外侧筋痛，从腰以下筋缩牵强，不堪动作者，川乌龙马丸主之。

川乌龙马丸

制川乌60克　细辛60克　当归60克　乳香60克　没药60克　地龙60克　千年健60克　伸筋草60克　威灵仙60克

马钱子 120 克（砂炒至心呈焦黄色）　晚蚕砂 100 克　煎汤泛丸，每日夜睡前服 3 至 6 克，陈酒送下。

注：阳跷脉发于足太阳，循足腿外侧而上行。其痛自腰胯而下，筋缩牵强，动作维艰，乃寒湿之邪搏于阳跷脉络，经气不通而失其矫健之职所致。治宜温通奇脉，祛除寒湿痹着之邪。方用川乌、细辛从太阳而入阳跷，温散寒邪以止痛；当归养血脉；地龙、伸筋草入络舒筋；蚕砂、灵仙祛湿通脉；年健强筋；乳香、没药和血止痛；马钱子善搜入于骨骱经络深远处之风寒。合而为方，能深入奇脉，以祛寒湿之邪而复跷阳之职。

10. 脉沉而缓，两腿内外肌肉麻木，寝食如常者，加味金刚丸主之。

加味金刚丸

萆薢　杜仲　苁蓉　菟丝子　牛膝　茯苓　金毛狗脊各 60 克　木瓜　天麻各 40 克　蜜丸，每饭前服 6 至 9 克。

注：腿内外乃阴阳二跷脉所行。其肌肉麻木非三气杂感，乃气血失荣，奇络失宣所致。方用杜仲、苁蓉、菟丝子、牛膝、狗脊，大队补肝肾、强精血、坚筋骨之药，使其通补入于二跷；佐以天麻、木瓜、萆薢调营卫利脉络；茯苓引诸药下行入于奇经，则筋骨得养，脉络通利，肌肉得荣，麻木可释。

结语

阳跷司矫健之职而主寤，其病卫气久留于阳而不入于阴，阳跷脉盛，不得眠。若因虚劳阴血不足，阳浮不入脏阴，阳跷满，虚烦不得眠，可用酸枣仁汤。若因痰饮上逆，阳跷脉满，咳逆不寐者，则用半夏秫米远志汤。若心阴不足，虚火上浮，心火跷阳交升，神不安宅者，可用天王补心丹。更有水不济火，火伤阳络，跷阳独升，咳血茎举不寐者，可用龟甲安跷汤。或脏液内耗，跷阳不入于阴，心腹灼热，寤不成寐者，则用龟胶淡菜汤。或精神不交，遗精惊悸，阳气不从阳跷入于阴分，夜不能寐者，则宜涩精固气，以纳跷阳，方用桑螵蛸散。

厥阴木火阳化之极，挟冲脉跷阳而升，上扰神明，以致昼发痫疾者，可用当归龙荟丸纯苦直泻厥阴跷阳。

阳跷脉行踝跗外廉，若邪气痹阻，络脉不利以致痹痛者，偏湿热可用石斛蚕砂汤；寒湿重者可用川乌龙马丸。若阴阳二跷失荣，两腿内外麻木者，可用加味金刚丸，益气血，强筋骨，通补奇经。

第五章 冲 脉

一、释名

杨玄操说："冲者，通也。言此脉下至于足，上至于头，通受十二经之气血，故曰冲焉"（《难经集注》）。其谓冲有汇通之义。唐容川说："冲脉者，出气之冲衢也。"又说："膜中气行之道路即名冲脉"《医经精义》）。按此论则谓冲为行气之要冲，有衢道之义。

二、循行部位

《灵枢·五音五味》说："冲脉、任脉，皆起于胞中，上循背里，为经络之海。其浮而外者，循腹右上行，会于咽喉，别而络唇口。"

《灵枢·海论》说："冲脉者，为十二经之海，其输上在于大杼，下在巨虚之上下廉。"

《灵枢·动输》说："冲脉者，十二经之海也，与少阴之大络，起于肾下，出于气街，循阴股内廉，邪入腘中，循胫骨内廉，并少阴之经，下入内踝之后，入足下。其别者，邪入踝，出属跗上，入大指之间，注诸络，以温足胫，此脉之常动者也。"

《灵枢·逆顺肥瘦》说："夫冲脉者…其上者，出于颃颡，渗诸阳，灌诸精；其下者，注少阴之大络，出于气街，循阴股内廉，入腘中，伏行骭骨内，下至内踝之后属而别。其下者，并入少阴之经，渗三阴；其前者，伏行出跗属，下循跗，入大指间。"

《素问·骨空论》说："冲脉者，起于气街，并少阴之经，侠脐上行，至胸中而散。"

《素问·举痛论》说："冲脉起于关元，随腹直上。"

《素问·痿论》说："冲脉者，经脉之海也。主渗灌溪谷，与阳明合于宗筋。"

《难经·二十八难》说："冲脉者，起于气冲，并足阳明之经夹脐上行，至胸中而散。"

《奇经八脉考》说："冲为经脉之海，又曰血海。其脉与任脉皆起于少腹之内胞中，其浮而外者，起于气冲（一名气街，在少腹毛中两旁各二寸，横骨两端动脉宛宛中，足阳明穴也），并足阳明、少阴二经之间，循腹上行至横骨（足阳明去腹中行两寸，少阴去腹中行五分，冲脉循于二经之间也。横骨在阴上横骨中宛如偃月，去腹中行一寸半），挟脐左右各五分上行，历大赫（横骨上一寸，去腹中行一寸半），气穴（即胞门，一名子户、大赫上一寸，去腹中行一寸半，少阴、冲脉之会）、四满（气穴上一寸）、中注（四满上一寸）、肓俞（中注上一寸）、商曲（肓俞上一寸）、石关（商曲上一寸）、阴都（石关上一寸）、通谷（阴都上一寸）、幽门（通谷上一寸，夹巨阙两旁各五分陷中），至胸中而散，凡二十四穴。"

综合诸论，冲脉循行路线广泛，涉及背后身前，上至颃颡，下至足趾。兹分上下两支概述之。

1. 上行支可分为三：

①冲脉起于胞中，潜行于腹腔后壁，上循脊柱内，脉气上行交会于足太阳经之大杼穴。②歧于胞中，行出气街穴，交会于足阳明胃经，横行至足少阴经之横骨穴，与足少阴经相并，沿腹腔前壁挟脐上行，至胸中而弥散。③由胞中浮出一分支，循腹部右侧上行，与阴跷脉交会于咽喉，《难经·二十八难》说："阴跷者……上行至咽喉，交贯冲脉。"复上行出于颃颡。又别出一支络唇口。

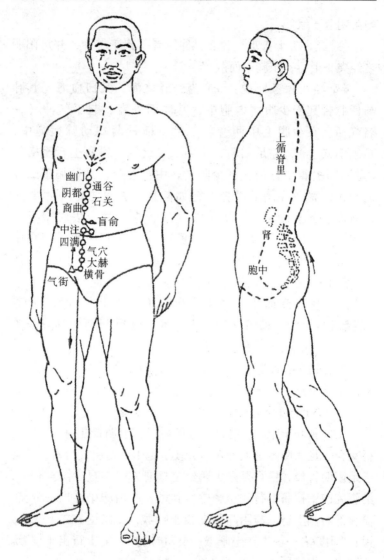

幽门
阴都
商曲
中注
四满
气街

通谷
石关
盲俞
气穴
大赫
横骨

上循脊里

肾
胞中

图5　冲脉循行路线图

2. 下行支亦分为三：

①冲脉起于胞中，下至会阴与任、督、足少阴交会，又横

出足阳明经之气冲穴,复沿大腿内侧向下斜行入腘中,再经胫骨之内侧,与足少阴经相并而下行于足内踝后面,再向下行入足下。②其别络从胫骨内侧伏行,斜入足内踝,向前浮行于足背,散属于足跗上,进入足大趾间,渗注于各络脉。③冲脉起于胞中,下至会阴,浮行于外与足阳明经合于宗筋,宗筋即阴器。

三、冲脉腧穴及与他经交会穴

冲脉本经无腧穴,脉气反应在与他经交会穴。

会阴:任脉穴,《灵枢·动输》说:"冲脉与少阴之大络,起于肾下。"肾下指会阴穴,故冲、任、督、足少阴脉皆交会于此。

阴交:任脉穴,冲、任、足少阴脉交会于此。

气冲:足阳明经穴,又名气街,乃冲脉发起穴,冲脉由此横行与足少阴肾脉相并,挟脐直上,散于胸中。

横骨、大赫、气穴、四满、中注、肓俞、商曲、石关、阴都、通谷、幽门:皆为足少阴经穴,冲脉交会于此。

四、冲脉生理功能

(一) 冲为十二经之海

冲脉与任督二脉同起于胞中,一源三歧,督脉主一身阳气,为阳脉之海;任脉主一身阴血,为阴脉之海;冲脉在身前与任脉并行,挟脐散胸中,在后通督脉行于背。冲脉通过任督二脉的联系,容纳十二经脉的气血,故称为十二经之海。《灵枢·逆顺肥瘦》说:冲脉"其上者,出于颃颡,渗诸阳,灌诸精……其下者,并于少阴之经,渗三阴。"说明上之三阳,下之三阴,十二经气血皆得冲脉以渗灌之。《素问·痿论》说:"冲脉者,经脉之海也,主渗灌溪谷。"肉之小会为溪,大会为谷,溪谷为经脉腧穴之所在,而必得冲脉灌注之,则十二经之经络腧穴才发挥沟通内外,以行经脉经气的功能。

(二) 冲为五脏六腑之海

《灵枢·逆顺肥瘦》说:"夫冲脉者,五脏六腑之海也,五脏六腑皆禀焉。"冲脉交阳明于气街，会少阴于横骨。即通于先天，又丽于后天。先天之元气，后天之血液皆归冲脉。而心主血，肝藏血，脾统血，肾藏精而化血，肺朝百脉而布血，凡脏腑之血皆归冲脉。肺主气，肺气之呼出亦与冲脉相关。冲脉起于胞中，胞中亦名气海，乃呼吸之根。人之呼气由气海上胸膈入肺管而出于喉，其径路即循冲脉而上。故唐容川说："冲脉者，出气之冲衢也。"必冲脉脉气和顺，则呼吸如平。冲脉行气导血，渗灌脏腑，故为五脏六腑之海。

（三）冲主动脉行气以温分肉

《灵枢·动输》说："冲脉者，十二经之海也……其别者，邪入踝，出属跗上，入大指之间，注诸络，以温足胫，此脉之常动者也。"《素问·水热穴论》又说："肾脉之下行也，名曰太冲。"张景岳注："肾之大络，并冲脉下行于足，合而盛大，故曰太冲。"胫下跗上脉络的搏动，乃冲脉之别络渗灌诸络所形成的生理现象，说明冲主动脉。《灵枢·卫气》说："腹有气街……气在腹者，止之背腧，与冲脉于脐左右之动脉者。"气在腹行的道路，其聚止在背部的腧穴与冲脉在脐左右的动脉处之腧穴，此又说明脐左右的动脉亦即冲脉之所行。可见冲脉主动脉并为行气之冲衢，故又有"冲主气"之说。由于冲脉血气的灌注，卫气随之流行，冲脉分布广泛，因此不独足胫得煦而常温暖，周身肌肉亦因之而温暖。

（四）冲主女子胞宫月经

《素问·上古天真论》说："女子二七天癸至，任脉通，太冲脉盛，月事以时下，阴阳和，故有子。"说明女子月经的来潮与孕育功能，不独与天癸、任脉有关，而且与冲脉关系密切。女子以血为本，只有太冲脉盛，胞宫血气充盈，月经才能应时而下，具备正常孕育能力。叶天士说："血海者，即冲脉也……女子系胞。"又说："凡经水之至，必由冲脉而始下。"故冲为血海主胞而为月经之本。

（五）冲主男子精室

《素问·痿论》说："冲脉者，经脉之海也，主渗灌溪谷，与阳明会于宗筋。"前阴为宗筋之聚所。冲脉得阳明之血而气血充旺，因此男子前阴能勃起，而具备生育机能。《灵枢·五音五味》说："冲脉血气盛，则充肤热肉，血独盛则淡渗皮肤，生毫毛。"若无冲脉血气充肤热肉，其阴器必衰萎不用。同时男子生毫毛（按指胡须），不独与任脉有关，亦与冲脉的血气淡渗相关。《黄帝内经太素·经脉》说："人有伤其阴茎，仍有髭须；去其阴核，须必去者，则知阴核并茎为宗筋也。"阴核指睾丸，乃男子生化精液之所。男子之冲脉会于宗筋（包括睾丸），而表现生髭须的第二性征，说明冲脉主男子精室化生精液及性的功能。故叶天士说："血海者，即冲脉也，男子藏精。"

（六）冲脉与胃、肾、肝的生理联系

冲脉为血海而藏血，乃至阴之体，其脉以充盛平谧为恒常，以冲阳为用。冲脉发于气街，与阳明并行，会于宗筋。其受阳明之血气灌注，导于胞中，而血海充贮。况脾藏营而主统摄，故脾胃营血既为冲脉之化源，而脾胃中气又为冲脉摄血之资助。因此有"冲脉隶于阳明"之说。

冲脉又并足少阴经而行，导先天肾气入于胞中。肾藏精主先天水火。肾阴充沛，能涵纳冲阳而不妄动；肾阳温暖，则冲脉得其温煦而血气冲和。此所以有助胞宫精室之化精孕胎。而肝肾同源，皆居下焦，肝气春升，有益冲阳之升；肝主疏泄，有助冲脉之畅行。故叶天士谓"冲脉隶于肝肾。"唐容川则说："胞中为先天肾气，后天胃血交会之所。冲脉起于胞中，导先天肾气而上行，以交于胃；导后天阴血下行，入胞中以交会于肾。导气而上，导血而下，通于肾，丽于阳明，冲脉之所司可知矣。"可见冲脉与胃、肾、肝相互为用。故若阳明脉虚，则冲血无贮；中气虚馁，则冲脉失调；肾阴内损，冲脉必涸；肝气厥逆，冲脉上冲。

五、冲脉病证文选及病机

(一) 冲脉病证文选

《素问·骨空论》说："冲脉为病，逆气里急。"

《素问·骨空论》说："寒气客于冲脉，冲脉起于关元，随腹直上，寒气客则脉不通，脉不通则气因之，故喘动应手矣。"

《灵枢·百病始生》说："是故虚邪之中人也……留而不去，传舍于伏冲之脉。在伏冲之时，体重身痛……其著于伏冲之脉者，揣之应手而动，发手则热气下于两股，如汤沃之状。"

《素问·痿论》说："冲脉者，经脉之海也，主渗灌溪谷，与阳明会于宗筋。阴阳总宗筋之会，会于气街，而阳明为之长，皆属于带脉，而络于督脉。故阳明虚则宗筋纵，带脉不引，故足痿不用矣。"

《灵枢·逆顺肥瘦》说："夫冲脉者……下循跗，入大指间，渗诸络而温肌肉，故别络结则跗上不动，不动则厥，厥则寒矣。"

《灵枢·海论》说："冲脉者，十二经之海……血海有余，则常想其身大，怫然不知其所病；血海不足，亦常想其身小，狭然不知其所病。"

《灵枢·五音五味》说："宦者去其宗筋，伤其冲脉，血泻不复，皮肤内结，唇口不荣，故须不生。"

《伤寒论·辨不可发汗病脉证并治》："动气在右，不可发汗，发汗则衄而渴，心苦烦，饮即吐水。动气在左，不可发汗，发汗则头眩，汗不止，筋惕肉𥆧。动气在上，不可发汗，发汗则气上冲，正在心端。动气在下，不可发汗，发汗则无汗，心中大烦，骨节苦疼，目运恶寒，食则反吐，谷不得前。"按：《奇经八脉考》说："李濒湖曰：此乃脐之左右上下，有气筑筑然，牢而痛……成无己注文以为左肝右肺，上心下脾，盖未审四脏乃兼邪耳。"《金匮要略·奔豚气》说："奔豚病，从少腹起上冲咽喉，发作欲死，复还止，皆从惊恐得之。"

《脉经·平奇经八脉病》说："尺寸俱牢，（一作芤），直上直下，此为冲脉，胸中有寒疝也。"又说："脉来中央坚实，径至关者，冲脉也。动苦少腹痛，上抢心，有瘕疝，绝孕，遗，失溺，胁支满，烦也。"

（二）冲脉病机分析

1. 实证：冲脉以藏阴血为本体，以冲动之阳气为用。内溉五脏六腑，外渗十二经脉，以气易动为特点，而以平谧为恒常。老子云："冲气以为和也"。然必阴血渗灌濡润，则冲气温煦平和。经云："血海有余，则常想其身大，怫然不知其所病。"因冲脉后行背里，前行胸腹，上至颃颡，下抵足趾，经脉分布广泛，若为邪所客，则自觉身体如庞然重大，怫郁而不能明指其病所。冲为十二经之海，十二经皆禀其血气以养周身，邪在冲脉，周身失其滋养，故身体沉重疼痛。若邪气瘀结于下肢局部，冲脉不能流通下注，跗上动脉搏动消失，则足趾失煦，阳气不充而厥冷不温。冲脉起于胞中，挟脐上行，至胸中而散，若寒邪客于冲脉，血脉气血壅塞，按腹部冲脉循行之所搏动应手急大坚实。放手则自觉热气循阴股之脉而下流。

冲脉失调，逆气时动时平，脉气上逆，腹部拘急疼痛，或气从少腹上冲咽喉，发作欲死，移时气平而止。若因误汗，冲气因之上逆，病兼五脏。其气上逆于肺，肺失肃降，则咳喘、鼻衄、吐水；上干于心，则心悸、面赤、心烦；上干于脾胃，升降失司，则呕吐、腹胀、腹泻；上干于肝，则疏泄失职，胁肋支满；甚则肝阳动风，眩厥筋挛；下干于肾，寒水随之上逆，则发奔豚。冲气逆则诸气皆逆。因脏腑之血皆归冲脉，故脏腑病亦能影响及冲脉，从而并病之。

2. 虚证：冲脉血海不足，则十二经皆失其渗灌濡养，自觉身似狭小，亦不能明其病所。冲脉与阳明会于气街，二脉一阴一阳总会于宗筋。《素问·痿论》说："宗筋主束骨而利机关。"此宗筋指关节肌腱，若冲脉与阳明之血气无以主润之，则关节肌膜失养，而发痿躄。冲脉又主阴器生殖机能，若冲脉损伤，男子精血失荣，唇不生须，为天阉，病遗精、失尿、阴痿不育；女子冲任不资，月经不调，崩漏，宫寒不能摄精成孕。

六、冲脉病治则

《灵枢·海论》在讨论四海有余不足的治则时说："黄帝曰：余已闻逆顺，调之奈何？岐伯曰：审守其输，而调其虚实，无犯其害，顺者得复，逆者必败。"其谓四海病情逆顺的治疗，应审察四海流注的部位与腧穴，根据虚实进行调治，虚则补之，实则泻之，勿犯"虚虚实实"的禁忌。这也包括了冲脉血海虚实治法。虽然其以指导针刺而言，但亦不失为指导任脉诸病疏方之原则。

陈修园尝说："忆余于乾隆辛丑岁，朱紫坊黄姓之女，年二十二岁。始因经闭，服行经之药不效，后泄泻不止，食少，骨瘦如柴，服四神八味之类，泻益甚。而每天至天明数次，便后带血。余主用《金匮》黄土汤，以赤石脂易黄土，以干姜易附子，每服加生鹿茸五钱。意以先止其泄泻便红，然后更调其经水。连服八剂，泄泻如故，而经水通矣。又服五剂，泻血俱止。后服六君子汤加干姜收功。可知鹿茸入冲任督三脉，大能补血，非无情之草木所可比也。又阅喻嘉言《寓意草》载，杨季登之女，经闭年余，发热、食少、肌削、多汗，而成痨怯。医见多汗，误谓虚也，投参、术，其血愈涸。余诊时，见汗出如蒸笼气水。谓曰：此症可疗处，全在有汗。盖经血内闭，只有从皮毛间透出一路，以汗亦血也。设无汗而血不能流，则皮毛干枯而死矣。宜用极苦之药以敛其血，入内而下通于冲脉，则热退经行而汗自止，非补药所能效也。于是以龙荟丸，只日进一次。又一月，经血大至，淋漓五日而诸病全瘳矣。附此二案，为一虚一实之对子，学者当一隅而三反之"（《女科要旨·卷一·调经》）。

冲脉虚寒，必投温补；冲脉实热，当用凉泻，观以上二案例，可见治法之一斑。况冲脉隶于阳明，故通补阳明即可以补益冲脉，或温理脾阳，或养益胃阴，资助水谷之精气而冲脉自旺。或清泻阳明之热，而冲热可平。又冲脉隶于肝肾，故养肾精可补冲脉之阴，补命火可暖冲脉之寒；泻肝火可降冲脉之阳，调肝气可缓冲气之逆。是以张锡纯论冲脉为病的治则说："郁者理之，虚者补之，风袭者祛之，湿胜者渗之，气化不固者摄之，阳偏胜者调剂之"（《医学衷中参西录·第八卷》），斯为有得之言。

七、冲脉病用药选说

《得配本草》载：木香、当归、黄柏、白术、芦荟、槟榔、吴茱萸，主冲脉为病，逆气里急。

又载：巴戟天、香附入冲脉，川芎、黄芩、鳖甲行冲脉，鹿衔草、枸杞子补冲督之精血，甘草和冲脉之逆，王不留行通冲任二脉，丹参益冲任，泽兰调病伤八脉，茴香、秋葵子、马鞭草入奇经八脉。

王好古说：冲脉为病，逆气里急，宜此（按指吴茱萸）主之（《奇经八脉考》）。

《本草纲目·卷四十八·寒号虫》引李仲南说："五灵脂治崩中非止血之药，乃祛风之剂。风动物也。冲任经虚，被风伤袭营血，以致崩中暴下，与荆芥、防风治崩义同。方悟古人见识深奥如此。此亦一说，但未及肝血虚滞，亦自生风之意。"按此论崩中非肝血虚生风，乃冲任病风，故治在冲任，可为一说。

李时珍说："血生于心包，藏于肝，属于冲任，红花汁与之同类，故能行男子血脉，通女子经水。多则行血，少则养血。"

又说：紫石英"女子血海虚寒不孕者宜之"。白芍"能治血海而入于九地之下，后至厥阴。"按此紫石英、白芍、红花皆入血海冲脉。

吴鞠通说："归、茴补冲脉"（《温病条辨·下焦篇·湿温》）。

陈修园说："鹿茸入冲、任、督三脉，大能补血，非无情之草木所可比也"（《女科要旨》）。

沈金鳌说："治冲病诸药要品及十三方。"

冲逆宜降气泄热：陈皮、当归、沉香、木香、吴茱萸、黄芪、地黄、槟榔、白术、川黄连、黄芩、黄柏、知母。

理中汤（寒逆）　人参、白术、炮姜、炙甘草。

加味补阴丸（火逆）　黄柏、知母各四两，牛膝、杜仲、巴戟、熟地、山萸各三两，苁蓉、茯苓、杞子、远志、山药、鹿茸、龟板各二两。蜜丸，盐汤下八九十丸，此方补阴虚，泻阴火。

五苓散（右动）　猪苓、泽泻、白术、茯苓、桂枝。

防风白术牡蛎汤（左动）　防风、白术、牡蛎粉等分，每末二钱，酒或米饮下，日二、三服。

甘李根汤（上动）　李根皮五钱，桂枝钱半，当归、白芍、茯苓、黄芩各一钱，半夏、甘草各五分，姜三片。

大橘皮汤（下动）　陈皮三钱，竹茹二钱，人参、甘草各一钱，姜五片，枣三枚。

按：以上脐周动气本于《难经》经义，方药治法参究仲景。

调中益气汤（厥逆）　黄芪二钱，人参、苍术、炙甘草各一钱，陈皮、升麻、柴胡各四分，木香二分。水煎服。

补中益气汤（内伤）　黄芪、人参、当归、白术、陈皮、甘草、升麻、柴胡。

升阳泻热汤（气冲）　柴胡、陈皮、升麻、赤苓、枳壳、香附、甘草、白芍。

神功丸（内伤）　兰香叶、当归、藿香叶、木香、升麻、生地、甘草、黄连、砂仁。

生脉散（燥热）　人参、麦冬、五味子。

四苓散（燥热）　茯苓、猪苓、白术、泽泻。

按：以上方药乃取李东垣《脾胃论》冲脉逆犯脏腑证候，治疗须将冲脉与脏腑相结合，此种论治方法，可为奇经证治之参考。

茯苓五味子汤（气逆）　茯苓、五味子各二钱，肉桂、甘草各一钱（《杂病源流犀烛》）。

朱小南认为入冲脉药：

补冲脉之气：吴萸、巴戟、枸杞子、甘草、鹿衔草、鹿茸、紫河车、苁蓉、紫石英、杜仲；

补冲脉之血：当归、鳖甲、丹参、川芎；

降冲脉之逆：木香、槟榔；

固冲脉：山药、莲籽（《朱小南妇科经验选》）。

八、冲脉穴位主治

1. 会阴

释名：别称屏翳。结聚相合之处曰会，穴在两阴之间，为任、督、冲三脉的起点，三脉会聚阴部，故名。

功能：调经强肾，苏厥回阳，清利湿热。

主治：二便不利，痔疮，月经不调，遗精，癫狂，惊痫，溺水窒息，阴痒，阴部汗湿，脱肛，阴挺。

刺灸：直刺 0.5~1 寸，可灸。

2. 阴交

释名：交指会所，穴系任、冲、少阴三阴经之会所，故名。

功能：温下元，调经血。

主治：腹胀，水肿，疝气，经闭，崩漏，带下，阴痒，恶露不止。

刺灸：直刺 1~2 寸，可灸。

3. 气冲

释名：冲有动义，穴在气街处，手触之可感到经气冲动，且主治疝气、奔豚及气上冲攻心，故名。

功能：润宗筋，理下元，散厥气。

主治：奔豚腹痛，肠鸣，疝气偏坠，阴肿，阳痿，茎痛，不孕，月经不调。

刺灸：直刺 0.5～1 寸，可灸。

4. 横骨

释名：平者为横，耻骨昔称横骨，穴当曲骨穴旁开横平 5 分，故名。

功能：益肾气，利膀胱。

主治：小便不利，遗尿，阳痿，遗精，阴部痛，疝气，少腹胀痛。

刺灸：直刺 0.5～1 寸，可灸。

5. 大赫

释名：赫有显耀之意，穴属肾经。内临子宫，妇人妊娠之后，此处突起显而易见，故名。

功能：益肾气，理下焦。

主治：遗精，阳痿，阴茎痛，阴挺，带下。

刺灸：直刺 0.8～1.2 寸，可灸。

6. 气穴

释名：肾主纳气，气出丹田。穴当关元之旁，故名。

功能：益元气，调经带。

主治：经闭，月经不调，崩漏，白带，不孕，阳痿，小便不利。

刺灸：直刺 0.8～1.2 寸，可灸。

7. 四满

释名：四有广义，满指盛，穴下适当大肠、小肠、膀胱、精室间，主治积聚疝瘕，胞中有血，振寒大腹石水，肠澼泄切痛等四种肠腹满滞之疾，故名。

功能：消瘀，通经，利水。

主治：水肿，疝气，癥瘕，腹痛，泄泻，经闭，不孕，遗精。

刺灸：直刺 0.8~1.2 寸，可灸。

8. 中注

释名：注有入义，穴当阴交之旁，为肾气集中之处，肾与冲脉并行于腹中，交会阴交，注入胞中，故名。

功能：调经、通便、理肠。

主治：月经不调，腹痛，便秘。

刺灸：直刺 0.8~1.2 寸，可灸。

9. 肓俞

释名：肓指肓膜，肾脉由此深入肓膜，故名。

功能：利下焦，调冲脉。

主治：胃脘冷痛，腹痛，腹胀，呕吐，便秘，寒疝痛。

刺灸：直刺 0.8~1.2 寸，可灸。

10. 商曲

释名：商乃金音，曲指弯曲，穴当腹部，内应大肠横曲之处，故名。

功能：调理胃肠。

主治：胃痛，腹痛，肠鸣，便秘，腹中积聚，食纳不佳。

刺灸：直刺 0.8~1.2 寸，可灸。

11. 石关

释名：不通为石，本穴主治大便闭塞，气结肠满，妇人不孕，内有积血之疾，故名。

功能：调肠胃，理下焦。

主治：腹痛，胃痛，呕吐，便秘，不孕。

刺灸：直刺 0.5~0.8 寸，可灸。

12. 阴都

释名：巨会之处曰都，穴属足少阴与冲脉之所会，为阴气之所聚，故名。

功能：调肠胃，理气滞。

主治：胃痛，腹胀，肠鸣，便秘，不孕。

刺灸：直刺 0.5~0.8 寸，可灸。

13. 腹通谷

释名：通有通达、经过之意，肾脉、冲脉由此穴通过，上胸而散，故名。

功能：理中焦，和脾胃。

主治：腹痛，腹胀，呕吐，脾胃虚弱，心痛，心悸，胸痛。

刺灸：0.5~0.8寸，可灸。

14. 幽门

释名：胃之下口为幽门，穴当其处，肾经之气深入通过幽门，上达于胸，入名。

功能：降逆和胃。

主治：腹痛，腹胀，呕吐，哕，厌食，便血，心烦，胸胁痛。

刺灸：直刺0.5~0.8寸，可灸。

九、冲脉病证治条辨

1. 奔豚气上冲胸，腹痛，往来寒热，奔豚汤主之。

奔豚汤

甘草6克　川芎6克　当归6克　半夏12克　黄芩6克葛根15克　白芍6克　生姜12克　甘李根白皮15克　水煎服。

注：冲脉隶于肝。若因情志不遂，肝郁伤血化火，则冲气不安，循小腹上冲胸，发为奔豚气，逆气里急故腹痛。肝厥阴与少阳相表里，逆气影响少阳，故往来寒热。方以李根白皮甘寒平降冲气之上逆，半夏、生姜降逆以佐之；黄芩、葛根清热；肝藏血，冲为血海，皆得血涵养以遂其功用，故以归、芍、芎养肝血益冲脉；甘草缓急和诸药，共收养血清热降逆平冲之效。

2. 烧针令其汗，针处被寒，核起而赤者，必发奔豚，气从小腹上冲心，灸其核上各一壮，与桂枝加桂汤主之。

桂枝加桂汤

桂枝 15 克　白芍 10 克　炙甘草 6 克　生姜 10 克　大枣 5
枚　水煎服。

注：伤寒烧针，强令汗出，因调护不慎则寒邪从汗孔袭
入，寒凝血瘀，皮肤核起而赤。迫汗损其心阳，肾中阴寒之气
挟冲气上逆，故气从小腹上冲心，发为奔豚。其治先灸核上各
一壮，外祛寒邪，内服桂枝加桂汤，以桂枝汤调和营卫，复加
桂枝散寒温经而降冲逆。

3. 发汗后，脐下悸者，欲作奔豚，茯苓桂枝甘草大枣汤
主之。

茯苓桂枝甘草大枣汤

茯苓 15 克　炙甘草 6 克　大枣 7 枚　桂枝 12 克　水
煎服。

注：冲脉隶于肾而主动脉，汗后伤阳，下焦寒水之气不
化，将影响冲脉动气。故脐下悸动，乃欲作奔豚之兆。治以温
阳化水，补土制水之方，以伐寒水之邪。使肾得治，则冲气亦
得平安。

4. 冲气至脘则痛，散漫高突，气聚如瘕，由乎过劳伤阳，
苓桂薤甘汤主之。

苓桂薤甘汤

茯苓 10 克　桂枝 10 克　薤白 10 克　炙甘草 6 克　水煎，
临服冲白酒一杯。

注：冲脉隶于阳明，若劳力损伤胃阳，则中宫乏气，致冲
气上逆，发生胃痛，脘腹散漫高突，如瘕聚之形。治宜温阳下
气缓冲。方用桂枝甘草辛甘化阳，合薤白之辛温滑利下气，白
酒通阳行气，茯苓入阳明能领诸药下行至阴冲脉。

5. 虚里跳跃如梭，冲气腹胀，痛无形象，食入恶心，鼻
准明，环口色青，冷汗跗寒者，参附桂石汤主之。

参附桂石汤

人参 10 克　制附片 6 克　桂枝 10 克　杜仲 10 克　大茴 6

克　艾叶 10 克　紫石英 15 克　茯苓 10 克　水煎服。

　　注：胃足阳明之脉络脾上交于心，今虚里跳动如梭，乃阳明络空也。冲脉为血海隶于阳明，受胃中水谷精微之渗灌。阳明不足，则冲脉失其附丽，厥寒气逆，冲逆肝胃之气皆逆，故腹胀痛，气无形象；胃阳虚不受纳，故食入恶心；鼻准明者，有微饮；环口色青，跗冷者，厥寒上逆；阳不外固，故冷汗出。此乃胃阳虚弱，冲气虚寒厥逆所致。方用参苓附桂温阳理中，茴艾石英杜仲散寒安冲，为正经与奇经同治之法。

　　6. 久久虚损，冲气攻腹绕喉，呕痰食减者，沙参芪豆汤主之。

　　沙参芪豆汤

　　沙参 12 克　白扁豆 12 克　陈皮 6 克　黄芪 10 克　枇杷叶 15 克　茯神 10 克　炙甘草 6 克　白糯米 100 克　白糯米泡清汤代水，煎服。

　　注：冲脉隶于阳明，得后天脾胃水谷之气充养，则冲阳平谧。若久久虚损不复，有伤胃阴，脾气虚馁，后天乏源，则冲脉失养。气逆于上，循经攻腹作胀，绕咽塞喉。胃虚不纳，脾不布津，水反成痰，冲胃气逆，故呕痰食减。治以培补中州，方用沙参、枇杷叶养胃阴，合陈皮以降逆气；黄芪、扁豆、炙甘草、米汁补脾气以复健运之职；茯神安神祛湿，并引诸药入于至阴。于此脾胃气阴得复，则化源充，中州坐镇有权，可缓冲气之上逆。

　　7. 唇干便秘，知饥不食，冲阳上逆，时时心烦不安者，三才麻仁汤主之。

　　三才麻仁汤

　　人参 10 克　鲜生地 15 克　天冬 10 克　麦冬 15 克　火麻仁 15 克　代赭石 18 克　水煎服。

　　注：胃为阳土，以阴为用。胃汁枯涸，则饥不受纳；无水行舟，肠垢不行，故唇干便秘；冲脉隶于阳明，阴弱无以旁溢冲脉，冲气不安，逆而上干心神，故时时心烦不安。方以

"三才"麦冬滋胃增液，佐麻仁滋润通肠，代赭石平冲通便，又有重镇安神之功。

8. 怀妊，呕吐不止，形瘦乏力，唇干口燥，脉来细数者，沙麦夏陈汤主之。

沙麦夏陈汤

沙参 12 克　麦冬 15 克　枇杷叶 10 克　法夏 6 克　乌梅 6 克　竹茹 30 克　天花粉 10 克　陈皮 6 克　水煎服。

注：冲脉下起胞中，上交阳明。妇女怀妊，经血聚以养胎，冲阳气盛，挟胞气上逆犯胃，故呕吐。若吐不已，致损津液，纳化乏源，则形瘦乏力，唇舌干燥。法宜养胃阴以益任脉，降冲逆而止呕吐。方用沙参、麦冬、花粉养阴；陈皮、半夏、竹茹、枇杷叶平冲降逆，和胃止呕；乌梅抑肝，有助敛冲气之上逆。或嫌陈皮、半夏温燥，然有沙参、麦冬等监制之，可去其辛燥而取和降之用。

9. 妊娠呕吐不止，干姜人参半夏丸主之。

干姜半夏人参丸

干姜　人参各 30 克　半夏 60 克　三味研末，以生姜汁糊为丸，如梧子大，每服 10 丸，日三服。

注：妇女怀妊，血以养胎。若素体虚寒，则胎失温养而胎气不安，随冲脉而上逆，升扰阳明胃腑，故频频呕吐。治用干姜温阳散寒，人参益气补虚，半夏降冲逆而止呕。药虽三味，标本兼及，此仲景良法也。

10. 产后下虚，少腹气逆冲及心下，脘中痛而胀满，按定痛减，胃弱减谷者，归苁柏桂汤主之。

归苁柏桂汤

当归 6 克　淡苁蓉 6 克　枸杞子 10 克　柏子仁 6 克　桂心 3 克　小茴 6 克　茯苓 10 克　紫石英 15 克　水煎服。

注：产后血海空虚，冲脉厥气震动，循经上逆，攻及阳明胃脘，故心下脘痛胀满。若为实证则拒按；此按定痛减，虚象显然。加之胃弱少纳，若投苦辛香燥，必然更损中气。病本原

在下焦，故以温通柔润，以安冲逆。方用当归、苁蓉、枸杞温养血海而涵冲阳，桂心、紫石英、小茴香平降冲逆而通奇脉阳气，柏仁、茯苓辛润淡平以理脾虚，合用之有平冲安胃之效。

11. 血海不足，操持烦怒，痛从少腹升于右，胀及中脘，时呕清涎浊沫者，归萸金铃子汤主之；另用艾枣煎汤送服葱白丸。

归萸金铃子汤

当归 10 克　吴茱萸 6 克　金铃子 10 克　延胡索 10 克　半夏 10 克　厚朴 6 克　姜汁一小匙　茯苓 10 克　水煎服。

葱白丸

人参 100 克　阿胶 20 克　川芎 60 克　当归 60 克　厚朴 60 克　用葱白汁泛丸，每服 6 克。另用艾叶 10 克，大枣 6 枚煎汤送下。

注：血虚冲脉失养，烦怒则冲气尤易冲逆。冲气逆则诸气皆逆。冲脉隶于阳明，支络从右而升，冲气挟肝气循奇经上犯于胃，故痛如瘕聚，从右而升，胀及中脘。胃气不降而亦逆，故时呕清涎浊沫。汤方以当归养血；吴茱萸、半夏、姜汁平冲和胃降逆，除胀止呕；金铃、延胡泻肝以助平冲而去腹痛；茯苓入阳明引诸行下焦冲脉。葱白丸补血海不足而涵冲阳，复佐苦辛平冲；艾枣汤有温冲健中之效。合用之养血平冲，泻肝救胃，力量殊宏。

12. 产后动怒，气从少腹上冲，痛呕不卧，俯不能仰，面冷肢令，口鼻气塞者。吴萸归桂汤主之。

吴萸归桂汤

吴茱萸 10 克　薤白 10 克　沉香 3 克　当归 10 克　桂枝 10 克　茯苓 6 克　水煎服。

注：冲脉为病，逆气里急。产后血虚，冲少血涵；怒则伤肝动气，致冲气从少腹上冲胃脘，痛呕不得安卧。俯以缓其急，仰则增其痛。厥寒气逆，故面冷肢冷，气塞口鼻。方用吴茱萸、桂枝、沉香降逆下冲而止痛呕；薤白温阳，祛寒下气；

当归养血；茯苓引诸药入于冲脉。

13. 生产频多，经期不调，冲气自少腹引胁直攻心下，呕吐黑水，便出稀黑，累月不愈者，参赭苏降汤主之。

参赭苏降汤

人参 10 克　法半夏 10 克　代赭石 15 克　降香 6 克　苏木 6 克　茯苓 6 克　水煎服。

注：生产频多，奇脉虚损，月经因之失期，冲脉厥气上逆，挟肝气亦逆，横乘攻胃，胃络损伤，血液溢出胃底，喻嘉言尝谓黑水自胃底来也。故呕吐黑水，下渗入汤，则便稀黑。累月不愈，久病入络显然。治宜益胃平冲，和络止血。方用人参补胃气，半夏和胃降逆止呕，代赭石镇肝平冲，《本经》称之为血师，《斗门方》单用之以治咳血吐血，故又善止血。降香、苏木和血络消瘀止痛，使瘀血去而新血生，茯苓入阳明引诸药行于冲脉。

14. 虚损复加烦劳，肉消形脱，潮热，泄泻，气上攻冲则呕，人参诃皮汤主之。

人参诃皮汤

人参 10 克　诃子皮 10 克　赤石脂 30 克　乌梅肉 10 克陈皮 6 克　炒白粳米 15 克　水煎服，米熟汤成。

注：虚损复加烦劳，精气日削，故肉消形脱；阴虚其热如潮；下损及中，泄泻。中州气衰，坐镇无权，故冲气上逆而呕。化源欲绝，难望久延。亟宜扶中纳冲，方用人参、粳米、广皮扶胃和脾。诃子、乌梅、赤石脂敛涩固冲。若得泄止呕平，日能加谷，可望调理复元。

15. 咳逆喘息不得卧，小青龙汤主之。青龙汤下已，多唾口燥，寸脉沉，尺脉微，手足厥逆，气从小腹上冲咽喉，手足痹，其面翕然如醉状，因复下流阴股，小便难，时复冒者，与茯苓桂枝五味甘草汤，治其冲气。冲气即低，而反更咳胸满者，用苓桂五味甘草汤去桂加干姜、细辛，以治其咳满。

小青龙汤

麻黄 10 克　芍药 10 克　五味子 10 克　干姜 10 克　细辛

10 克　炙甘草 10 克　桂枝 10 克　半夏 10 克　以水先煮麻黄去沫，复纳诸药煎取三分之一，分三次服。

茯苓桂枝五味甘草汤

茯苓 12 克　桂枝 12 克　五味子 10 克　炙甘草 10 克　水煎服。

苓甘五味姜辛汤

茯苓 12 克　炙甘草 10 克　细辛 10 克　干姜 10 克　五味子 10 克　水煎服。

注：支饮上盛，咳逆倚息不得平卧者，当用小青龙汤温散水饮。服汤后多痰唾，口干燥，乃寒饮将去之象。因其人下焦真阳素虚，支饮上盛，上实下虚，故寸脉沉，尺脉微，手足厥冷。此证治疗，当兼顾下虚，始为两全之策。若仅服温散之药，发越阳气，易滋生变端。故冲气随虚阳上逆，从小腹上冲咽喉，面翕然发热如醉状；四肢阳气失煦，则厥冷麻痹。冲阳为病，时逆时平，阳升之极，复转下行循脉下流阴股。冲气逆则诸气皆逆，其在下焦气化不行，小便不利；在上焦逆气挟饮邪攻冲昏冒。宜亟予敛气平冲，用茯苓桂枝五味甘草汤，使冲气平，再议他法。本方与治欲作奔豚之苓桂甘枣汤仅一味之差，前者补中平冲，此重纳敛平冲，服之冲气即低。然支饮之邪未尽，更咳胸满。冲气既平，故于前方去平冲之桂枝，用苓甘五味姜辛汤蠲饮止咳。此见仲景对正经与奇经掺杂为病，而治疗有序也。其方辛苦酸合用，开平冲敛逆药治之先河。

16. 咳嗽，身动气喘，左卧胁内有牵掣之状，甚或厥昏汗出者，加味都气丸主之。

加味都气丸

熟地 180 克　枣皮 90 克　山药 90 克　云苓 60 克　泽泻 60 克　丹皮 60 克　五味子 60 克　阿胶 60 克　秋石 30 克　蜜丸，空服 9 克，日三服。

注：冲脉以阴为体，以阳为用。其气宜潜固，忌震动上逆。若肝肾阴亏，根蒂不牢，则冲气上触，上干清金，肺失清

肃，气不归元海，为咳为喘；肝气震动，左胁牵掣；虚阳上冒则厥昏汗出。亟宜滋阴涵阳，收摄固纳。方用都气丸加阿胶秋石滋肾养肝，溢灌冲脉而潜纳气逆。

17. 老年喘嗽，入冬愈甚，进服八味肾气而鲜效者，加味青娥丸主之。

加味青娥丸

紫衣胡桃肉60克　补骨脂60克　另用胡桃肉拌蒸晒　炒鹿茸30克切薄片，盐水浸一日，烘燥　肉苁蓉60克　五味子60克　远志肉60克　当归60克　青盐15克　柏子霜60克茯苓60克　蜜丸，空服9克，日三服。

注：冬主蛰藏，老年喘嗽入冬尤甚者，乃元海久虚，不主收摄潜藏，冲阳升举，饮邪上泛，阻遏肺气之流行。八味肾气温养坎中之阳，收纳散失之真，然桂附刚燥，体质不受，必与柔阳通摄，辛润入于奇经，始能纳气归海。方以胡桃肉、补骨脂、鹿茸、苁蓉大补元海之精血，涵养冲阳；柏子仁辛甘香润，润肾宁心；远志、当归主咳逆；五味纳冲气；青盐味咸能引上泛之水饮归元；茯苓引诸药入于至阴奇脉也。

18. 咳嗽喘促，咽喉痹痛，减谷便溏，脉形细动者，人参秋石汤主之。

人参秋石汤

人参10克　坎气1条　胡桃10克　五味6克　莲肉15克　山药10克　芡实15克　秋石3克　茯苓10克　水煎服。

注：冲脉隶于肾，丽于阳明。若肾精下损。元海不司收纳，冲气上逆，循少阴至咽抵喉，阳气扰动无制，浮阳上灼，故咳喘喉痹。加之胃弱谷减，劳怯不复。冲脉失先后二天培养，脉形细动，冲阳震动之征。治宜固真纳气，培扶胃口。方用人参、坎气、胡桃、五味、秋石补下元，纳冲气，敛浮阳；山药、莲肉、芡实、茯苓健脾开胃。俾先天充，后天实，冲气得养而气能安谧。

19. 带淋骨热，髓竭液枯，食减，寒热，气逆咳嗽者，河车二石散主之。

河车二石散

紫河车一具　　牛乳粉 250 克　　紫石英 60 克　　血余炭 60 克　秋石 30 克　　共研为极细末，用人参煎汤，送服 5 克，日三服。

注：蓐劳下损，髓竭液枯，病及奇经，带脉失约，阳维失调，冲气上逆，故见带淋、寒热、气逆咳嗽。下损及中，胃弱食减。损怯之形，殊以为甚。当予血肉有情，补其虚损。方用紫河车、牛乳粉、人参大补奇经之元气精血，润燥泽枯，以复劳损；血余，丹溪谓其"补阴甚捷"，有益阴退热之功；秋石养丹田而降火；紫石英平冲气之上逆。合而为方，使精血复，虚火靖，逆气平，以药不伤胃口，渐能加食为佳。若见咳理肺，因热投凉，其与下损无涉，便犯虚虚之戒。

20. 劳力气逆，咳嗽带红者，地菜三七汤主之。

地菜三七汤

熟地 12 克　　大淡菜 30 克　　牛膝炭 6 克　　川石斛 10 克　三七 3 克　　茯神 10 克　　煅牡蛎 18 克　　水煎服。

注：劳力伤阴耗气，冲气上逆，犯肺损络，故咳嗽带红。阴虚阳翔，络脉被损，经年累月，久久不愈。治宜滋填镇固，补络止血。方用熟地、淡菜、石斛大补元阴以涵冲阳；煅牡蛎潜镇涩络；牛膝引冲气下行，炒炭合三七、牡蛎以补络止血，且三药具流通之性，虽固涩而无留瘀之弊；茯神安神，色白入肺，引诸药从太阴下行至阴冲脉也。

21. 遗精腰痛，足胫畏冷，冲突气逆，血涌如泉者，固冲止血汤主之。

固冲止血汤

人参 10 克　　熟地炒枯成炭 12 克　　茯苓 6 克　　枸杞子炒黑 6 克　　北五味 3 克　　沙苑 6 克　　紫石英 15 克　　河车粉 6 克　　水煎送服。

注：肝肾真阴下夺，奇脉必少灌溉。若心神易动，暗吸肾阴，则阴伏不固，随阳奔腾，冲阳上冲莫制。阳翔为血溢，此

冲气上损肺络，故血涌如泉。冲脉不主摄纳温养分肉，阳坠为阴遗，并腰痛足冷，此精夺下损见症。《难经》云："精不足者，补之以味。"治当质静填补，着重归下。莫见血以投凉，勿因嗽而理肺。方取血脱益气，用人参、熟地，大补元阴；河车血肉有情，温养元气，同石英收镇冲脉，兼以包固大气之散越；五味酸收，纳其冲逆；枸杞温润，同沙苑之松灵入于肝络，温养冲脉；茯苓入阳明，引阴药入于至阴之乡。合而为方，养阴纳阳，靖上而固下也。若此元海得以立基，冲阳因之静谧，守方调摄，可望渐复。

22. 冷气从足上贯心，周身麻木，口鼻皆是冷气，病从惊恐而起者，归苁味石汤主之。

归苁味石汤

当归12克　苁蓉10克　五味子10克　紫石英18克　牛膝10克　桂枝10克　茯苓6克　水煎服。

注：病因惊恐，内伤肝肾而气厥逆。冲脉隶于肝肾，二脏失藏，冲气易于沸乱。冲脉下行跗而温肌肉，今气逆，故冷从足上贯心胸。阳气不布，周身麻木，口鼻皆冷矣。方用当归、苁蓉温养肝肾而暖冲阳，五味子纳冲，桂枝平冲，紫石英镇冲，牛膝引冲脉下行，茯苓并引诸药入于至阴也。

23. 行经冲脉自动，神迷晕厥者，先服当归芦荟丸，继以加减复脉汤主之。

当归芦荟丸　见阳跷脉证治（7）

加减复脉汤　见阳维脉证治（12）

注：任通冲盛，月经自行。若阴虚热伏下焦，经行血海贮聚既下，冲脉空乏，阳气每易逆动。以冲脉丽于阳明隶于肝，冲脉动则诸脉皆动，故胃失和降，厥阴气横，风阳上冒清空，神迷诸窍似阻，内风绕旋不息，为晕厥，为薄厥、煎厥，种种险象随至。此证本虚标实，治当先理其实，纯苦直降，急投当归芦荟丸，清泻肝胆阳明而平冲逆，火清则风平。续以加减复脉汤充复下焦阴液以灌冲脉而涵冲阳。

24. 脉小，身不发热，行经则呕，小腹动气有形，攻胸痞塞，甚则气升于巅昏厥者，归芪柏桂汤加鹿角霜怀牛膝主之。

归芪柏桂汤 见本节（10）

注：凡经水之至，必由冲脉而始下。今脉小，身不发热，非时邪外感，为内伤虚弱之象。行经时血海空虚，冲气不安，逆而上冲，循经犯胃攻胸，故自少腹动气有形；继而作呕胸痞；甚者气升至巅，神明为之振撼，则变昏厥。症属下虚冲脉上逆所致。故取归芪柏桂汤加鹿角霜、牛膝以辛甘温润通补平冲，俾脉和而症平。

25. 遗精盗汗，陡然痫厥者，芪蓉龙牡汤主之。

芪蓉龙牡汤

淡苁蓉 10 克　五味子 6 克　远志 10　茯神 10 克　芡实 15 克　莲肉 15 克　生羊腰子 1 个　龙骨 12 克　牡蛎 15 克
水煎服。

注：冲脉下合于宗筋，上散于心胸。太冲脉衰，阴精走泄于下则遗；阳气郁冒于上则厥；厥气上冲，清窍阻塞，神机昏迷，痫厥由是而生。阴阳失于交偶，阳从汗泄。亟宜从阴引阳，从阳引阴，大封大固，以蛰藏为要务。方用苁蓉、羊肾补精气；五味、芡实、莲肉固涩纳冲；龙牡镇冲，固精潜阳；远志交通心肾阴阳，茯神引阳入阴而安神。并宜远房帏，静室独居，以期百日颐养，经年复元。

26. 痛从腿肢筋骨，上及腰腹，贯于心胸，面赤如赭，饥不欲食，耳失聪，癃不成痱者，地芍甲骨汤送服滋肾丸。

地芍甲骨汤

细生地 12 克　生白芍 15 克　生鳖甲 15 克　生龟板 15 克
生虎骨 10 克　糯稻根 30 克　水煎服。

滋肾丸

黄柏 60 克酒炒　知母 30 克　酒炒桂心

注：冲为血海，发于气街，挟脐上行至胸中，并少阴下行至足跗，后循腰抵脊。若素禀阴虚，肝经血少，冲脉空旷，交

春大地阳气升举，虚人气动随升，阳浮于上则目赤；络脉交空而失荣，故腿疼及于腰腹心胸。胃阴虚，饥不纳食；阳浮于上则阳跻盛，故耳失聪，痦不成寐。方以地芍二甲育阴，养奇脉而涵冲阳；虎骨壮筋骨理奇络而缓痛；糯稻根养胃阴，滋阳明即以渗灌冲脉；滋肾丸坚阴导浮阳归于元海也。

27. 高年步履如临险阻，痦则心悸，子后冲气上逆者，养肾安冲丸主之。

养肾安冲丸

淡苁蓉 30 克　胡桃肉 60 克　补骨脂 30 克　枸杞子 90 克　沙苑子 15 克　五味子 30 克　桑葚子 60 克　茯神 60 克　牛膝 45 克　紫石英 60 克　小茴香 15 克　紫河车 1 具　红枣肉捣为丸。

注：高年肝肾俱衰，筋骨失养，故行步不正，如临险阻。肾精无以上奉心神，故痦则心悸。冲脉失丽，反假木旺之时而妄动，故气从下而上逆。治宜大补下元，填精纳肾宁冲，以血肉有情之紫河车包养元海精血，胡桃、补骨脂、苁蓉、枸杞、沙苑、桑葚温养肝肾并渗灌奇经。五味子、紫石英、牛膝、小茴收纳镇降冲脉逆气，大枣培后天以益化源，茯神宁神领诸药入于至阴也。

28. 厥阳上冲，心痛，振摇，消渴，齿衄者，鱼鳔胶丸主之。

鱼鳔胶丸

熟地 120 克　五味子 60 克　茯神 60 克　莲肉 60 克　芡实 60 克　山药 60 克　牛乳粉 60 克　秋石 40 克　鱼鳔胶 120 克　为丸，早晚各 9 克。

注：下焦虚损，奇脉空旷，阴维失维，冲阳上冲，故心痛振摇；阴虚津不上承，故消渴；浮阳上灼，阳络受损，故齿衄。治当滋养下元摄纳冲阳之上逆。方用鱼鳔胶、牛乳粉大补元海，填精以益阴维；熟地、山药、莲肉、芡实、五味补阴摄纳冲阳；秋石乃浊气所凝，咸寒入血，能领逆上之浮阳归于下

焦；茯神安神，引诸药入于至阴奇脉也。

29. 天癸当止之年，经水淋漓不断，入秋少寐，四肢胸臆汗泄者，大补阴丸主之；参胶二至丸亦主之。

大补阴丸

黄柏（盐水炒）120 克　知母（盐水炒）120 克　熟地（酒蒸）180 克　龟板（酥炙）180 克　猪脊髓 1 条　蜜丸如梧子大，每服 9 克，日二服，淡盐汤送下。

参胶二至丸

人参 60 克　阿胶 60　白芍 60 克　生地黄 90 克　旱莲草60 克　女贞子 60 克　桑寄生 40 克　胡麻 40 克　秋石 30 克黄柏 40 克　蜜丸，如梧子大，每服 9 克，日二服。

注：天癸当止之年，肝肾精气已衰。冲为血海，任主胞胎，阴虚阳动，冲任不摄，经血失信，淋漓不已。厥阳升举，阳跷独满，神不安宅，故入秋少寐。阴虚阳越卫疏，故四肢胸臆汗泄。治当补肾水以益任阴，降虚火而安冲阳。方用丹溪大补阴丸滋阴降火以澄其源，或参胶二至丸亦为养阴安冲之法。

30. 产育频多，冲任脉虚，天癸当止之年，有紫黑血块暴至，几月一下，之后黄水绵绵不断，服归脾无效者，先与生地樗皮汤，接服斑龙丸。

生地樗皮汤

细生地 12 克　柏子仁 6 克　青蒿根 10 克　黄芩 10 克泽兰 10 克　樗根皮 15 克　水煎服。

斑龙丸　见督脉证治（10）

注：产育频多，冲任脉已渐虚；至天癸当止之年，肝肾皆衰，阴精阳气并形不足。届此冲任失调，阴阳紊乱，积贮之血，久而瘀浊，冲脉大动，故几月必紫血暴下。此属奇经络病，与中州无涉，故服归脾摄血无效。古云：久崩久带，宜清宜通。故先投生地樗皮汤，用生地、柏子仁滋阴润肾，青蒿根、黄芩、泽兰清热和络，安冲固崩。续以斑龙丸竣补精血，升阳摄阴以调奇脉。

31. 妇女血崩不止，可用固冲汤，夹热者加生地，寒者加制附子。

固冲汤

白术 30 克　生黄芪 18 克　煅龙骨 24 克　煅牡蛎 24 克净萸肉 24 克　生杭芍 12 克　海螵蛸 12 克　茜草 10 克　棕边炭 6 克　五倍子 2 克　为末，药汁送服。

注：《内经》说："太冲脉盛，月事以时下。"冲为血海。隶于阳明。若阳明气虚，则冲脉失荫，冲气下陷而失摄，故血室不藏，发生血崩。治宜固冲止崩，用张锡纯固冲汤。方以黄芪、白术益阳明之气，有温升之功，使冲不下陷而有摄血之力；复加萸肉、白芍酸收养阴以固其脱；助煅龙牡、棕炭、五倍子以涩血；海螵蛸、茜草为《内经》治前后失血方，固涩下焦，以止冲血。夹热者加生地 30 克以养阴清热；夹寒者加制附片以温冲去寒。合用之能益气固冲止崩。

32. 经行一日，偶食冷物，经水即止。遂痞闷不食，乳旁坚肿胀痛者，厚朴橘姜汤主之。

厚朴橘姜汤

厚朴 10 克　杏仁 6 克　茯苓 6 克　青橘叶 12 片　香附子10 克　漏芦 6 克　蒲公英 12 克　生姜 5 片　水煎服。

注：经水之行，由冲脉而下。冲脉隶于阳明。行经一日，胃中受冷则伤中，血不由阳明渗灌于冲脉，凝而不行，以致经阻。寒滞中州，痞闷不食。土壅木郁，肝气亦为之郁结，故乳旁坚肿痛胀，稍延则有酿痈之虑。亟宜开中达下，理气散结。方用厚朴、杏仁、生姜辛苦温开中通降；橘叶、香附、漏芦、公英入络疏肝散结；茯苓引诸药由阳明而下达冲脉，使气行而经血能通，则诸症随释。

33. 经行后期，其色或淡或紫，气冲心痛，呕涎，气坠少腹为泻者，桂枝夏连汤主之。

桂枝夏连汤

桂枝 10 克　法半夏 10 克　黄连 3 克　橘红 10 克　小茴

香6克　归尾10克　川楝子6克　茯苓10克　水煎服。

注：经行后期，色淡或紫，乃血海虚寒，冲任不足。复见气冲心痛呕涎，气坠少腹为泻，乃冲气犯胃凌肝，厥阴疏泄受累。方用当归、桂枝、小茴入奇络调血海之虚寒，安冲气之厥逆；连夏，辛开苦降，平冲和胃止呕；橘红、川楝、茯苓调肝气而止气坠腹泻也。

34. 经事衍期，少腹干涸而痛，下焦麻痹，能食不运，冲心呕逆，瘕泄肠鸣者，苁蓉艾附汤主之。

苁蓉艾附肠

苁蓉10克　补骨脂10克　艾叶6克　香附子10克　人参10　川椒6克　茯苓10克　水煎服。

注：下焦至阴之所，奇脉之源。是证少腹干涸而痛，下焦麻痹，乃冲脉阳虚失煦所致。冲脉不能按时充盛，故月经衍期。脾胃者，血海之化源，能食不运病在脾；冲逆则胃逆故呕。脾失运化，水趋下焦，肠鸣瘕泄乃起。治当温冲脉以调气，健脾运而充化源。方用苁蓉、补骨脂温养冲脉；川椒、艾叶、香附辛温调气以安冲；参苓通补中州，健脾而止瘕泄。脾复其运，则能满溢冲脉也。

35. 经水后期，色多黄白，痛在胃脘心下，冲突有形，或腰胀，少腹痛，重按既久。痛势稍定者，乌附金铃子汤主之。

乌附金铃子汤

乌药10克　香附子10克　川楝子6克　玄胡10克　郁金10克　降香6克　茺蔚子10克　山楂10克　茯苓6克水煎服。

注：妇人情怀怫郁每致血阻冲络而不畅行，故经水后期，色多黄白；且气反上逆而冲突有形，及于阳明胃脘则心下痛；或及带脉则腰胀少腹痛，以带脉环腰前垂小腹也。按久痛缓，乃病兼络虚。治以辛香入络，苦温通降为法。方用乌药、香附、郁金、降香辛香入于冲络，行气消胀除痛；茺蔚味甘微辛，入络补阴行血；金铃子、玄胡、山楂调肝气行血以降冲

逆；茯苓引诸药入于下焦冲脉。俾气行血调，冲脉通畅，按时乃盛，则经行复常。

36. 月经闭阻百日不行，脐下瘕形渐大，气塞至心胸及咽喉，后攻至背部，饮不解渴，小溲利，大便不爽，口中甜，食后脘痞者，山楂芦荟汤送服化癥回生丹。

山楂芦荟汤

山楂 10 克　胡黄连 3 克　山栀子 6 克　芦荟 3 克　鸡内金 15 克　水煎服。

化癥回生丹

鳖甲胶 500 克　人参 180 克　桃仁 90 克　益母膏 240 克　熟地 120 克　红花 60 克　公丁香 90 克　白芍 120 克　麝香 60 克　小茴炭 120 克　归尾 120 克　干漆 60 克　五灵脂 60 克　杏仁 90 克　川芎 60 克　京三棱 60 克　苏木 90 克　香附 60 克　苏子霜 60 克　安桂 60 克　阿魏 60 克　玄胡索 60 克　降香 60 克　艾炭 60 克　片姜黄 60 克　吴萸 60 克　良姜 60 克　两头尖 60 克　乳香 60 克　水蛭（香油炒焦）60 克　川椒炭 60 克　没药 60 克　虻虫 60 克　蒲黄炭 30 克　大黄 240 克（此物为细末，以高米醋 750 克半熬浓，晒干为末，再加醋熬，如是三次晒末之）　上药共为细末，以鳖甲、大黄、益母膏和匀，再加炼蜜为丸，重 4.5 克，蜡皮封护。用时温开水和空心服。瘀甚之症，黄酒下。

注：经云："任脉通，太冲脉盛，月事以时下。"冲任之脉隶于肝。若因情志拂郁，肝胆相火内灼，煎熬精血，则冲脉不盛，血不宣行，致经闭不通；气血郁结，任脉病为癥瘕；冲脉逆气冲胸塞喉攻背。其热在血分，饮不解渴。津液自行，小便无碍。脾热运化失司，则口甜食入脘痞。治宜行血清热化瘀通经。方用山楂、内金行血脉之瘀滞，胡连、山栀、芦荟清内郁之相火。送服化癥回生丹活血通闭消症，使冲任通调，则月经畅行，诸症随释。

37. 产后经闭三年，腹中有形，升逆肩背映胁卒痛难忍，咳喘涎沫，著枕气冲欲坐，身动语言喘急，食减便溏，面少华色，脉似数，按之芤涩者，羊龙参石汤主之，亦可间服专翕大生膏。

羊龙参石汤

羊肉 30 克　龙骨 15 克　人参 10 克　紫石英 18 克　枸杞子 10 克　茯苓 10 克　水煎服。

专翕大生膏

人参 500 克　茯苓 500 克　龟板胶 250 克　乌骨鸡 1 只鳖甲胶 250 克　牡蛎 250 克　鲍鱼 250 克　海参 500 克　白芍500 克　五味子 125 克　麦冬 500 克　羊腰子 4 对　猪脊髓250 克　鸡子黄 10 个　阿胶 500 克　莲子 500 克　芡实 750 克熟地黄 750 克　沙苑子 250 克　白蜜 250 克　枸杞子（炒黑）250 克　上药分四铜锅（忌铁器），以有情归有情者二，无情归无情者二，文火细炼二昼夜，去渣，再熬六昼夜，陆续合为一锅，煎炼成膏，末下三胶，合蜜和匀，以方中有粉无汁之茯苓、白芍、莲子、芡实为细末，合膏为丸。每服 6 克，渐如至10 克，日三服。胎殒阴虚有热者，可加天冬 250 克，桑寄生250 克，同熬膏，再加鹿茸 375 克为末。

注：产后蓐劳，冲任虚损，血液无贮，经闭久而不行。冲脉不安，虚气上逆，升动腹中有形，上逆攻及背胁卒痛。气不归元，水随上逆射肺，故咳吐涎沫，动喘不能安卧；攻脾则食减便溏。劳怯至此，面色不华，脉数芤涩。下焦元海少振，冲脉动斯诸脉动，损极难复，非草木可图。治当益元气充形骸，佐重镇以理怯。方用羊肉温补，以精血有情而复损；人参、枸杞补精；龙骨、紫石英镇怯平冲，使气归元海，则水能归壑。茯苓引诸药下行至阴也。间服专翕大生膏，皆浊味归下，有滋下元而益奇脉，润血泽枯之功。

38. 产后久不孕育，经期迟至，经前三日周身筋骨脉络牵掣酸楚，腹前发热，肢背畏寒者，地杞益母汤主之。

地杞益母汤

生地黄 10 克　枸杞子 10 克　杜仲 10 克　沙苑 10 克　鱼

鳔胶15克　白薇6克　黄柏6克　鹿角霜10克　白花益母草
15克　水煎服。

注：月经之行，乃诸络之血汇聚血海而下。血海者，即冲
脉，男子藏精，女子系胞，不孕，经不调，冲脉病也。血既欲
下行，周身脉络失养，故牵掣酸楚，不得舒展。腹为阴，阴虚
生热；背为阳，阳虚生寒，病涉阳维失调也。此乃产后不复之
虚损，有终身不孕，淹淹之累。证非气滞血阻，不可用破气刚
药劫阴。方用地、杞、鱼鳔胶养阴补血，以益冲脉之体；杜
仲、沙苑、鹿霜温通阳气，以助冲脉之用；黄柏坚阴，白薇彻
热；山楂、益母草和血络而调经。俾阴阳得复，冲任相资，经
期如恒，自能摄精成孕。

39. 妇人血海虚寒不育者，可用温冲汤。

温冲汤

生山药24克　当归身12克　乌附片6克　肉桂6克　补
骨脂10克　小茴香6克　核桃仁6克　紫石英24克（煅）
鹿角胶6克　另燉，兑服。

注：冲为血海，通于胞宫。张锡纯说："在女子则冲与血
室，实为受胎之处。《素问·上古天真论》所谓'太冲脉盛，
月事以时下，故有子者是也。是以女子不育，多责之冲脉。"
又说："凡其人素无他病，而竟不育者，大抵因相火虚衰，以
致冲不温暖者居多……若平素畏坐凉处，畏食凉物。经脉调
和，而艰于育者，即与以此汤服之。"其方用山药养阴，当归
补血，以扶冲脉之体；附、桂刚热祛寒；补骨脂、小茴、紫石
英、鹿角胶温养柔和，以振冲脉之阳用；桃仁辛润，能消瘀
滞，合诸补药共成通补之功。故冲脉虚寒不孕者，可建功效。

结语

经云：冲脉为病，逆气里急。说明冲病以气逆为特点。若
气犯脏腑，挟肝胆气逆，病发奔豚，可奔豚汤。若肾中阴寒挟
中气上逆而发奔豚，则用桂枝加桂汤。若寒水之气使冲气不
安，欲作奔豚，则用苓桂草枣汤。

　　冲脉隶于阳明，若劳伤胃阳，中宫乏气，坐镇无权，冲气冲突脘痛，则用苓桂薤甘汤。甚者阳虚厥寒，则用参附桂石汤。若系胃阴不足，冲气攻冲，则用沙参芪豆汤；甚者三才麻仁汤。有妊娠呕吐，乃胎气随冲上逆，阴虚者用沙麦夏陈汤，虚寒者用干姜人参半夏丸。冲为血海，若由产后下虚，冲逆犯胃者，治当实下，方用归苏柏桂汤。血海空虚，冲脉挟肝气犯胃者，可用归黄金铃子汤，送服葱白丸，养血平冲泻肝。若寒气偏胜者，则用吴萸归桂汤。若冲气挟肝邪损伤胃络，以致呕泻黑水者，则用参赭苏降汤。有下损及中，潮热呕泻，亟宜扶中纳冲，方用人参诃皮汤。

　　支饮为患当用小青龙汤。若因辛温导致阳浮冲气上逆者，则视证情而用苓桂味甘汤及苓甘五味姜辛汤。有下虚致冲气上逆，挟肝阳上冒，上干肺金，咳喘昏厥汗出者，宜滋肾涵肝安冲，方用加味都气丸。若元海不藏，冲阳升举，饮遏肺气而喘嗽者，则用加味青娥丸。冲脉隶于肾，丽于阳明，若肾虚胃弱，致冲脉无贮，虚阳震动，咳喘喉痹，谷减便溏者，则用人参秋石汤，充实二天以安冲脉。若蓐劳下损八脉，冲逆为咳者，可用河车二石散，润燥泽枯。若阴虚阳翔，冲损肺络而咳红者，则用地菜三七汤。其甚者，遗精血涌，则用固冲止血汤。

　　冲脉隶于肝肾，其有肝肾失藏，冲阳无以温煦肌肤，冷气从足上贯心，口鼻皆冷，周身麻木者，方以归苏味石汤温养肝肾并暖冲阳。若行经冲脉自动，挟肝阳上冒清空以致晕厥者，先用当归龙荟丸以泻厥阳，继以加减复脉汤复阴液而涵冲阳。

　　有经行下虚，冲逆犯胃攻胸，甚者振撼神明而昏厥者，可用归苏柏桂汤加鹿角霜、怀牛膝。若太冲脉衰，下遗上冒，陡然痫厥者，宜用苏蓉龙牡汤纳冲镇固。

　　其有阴虚冲脉空旷，厥阳上逆，腿疼面赤，寤不能寐，则用地芍甲骨汤送服滋肾丸。若高年肝肾俱衰，精不养神，寤则心悸，冲气上逆者，可用养肾安冲丸。若元海空虚，厥阳上冲，以致心痛、消渴、齿衄者，则用鱼鳔胶丸，温养下元，摄纳冲阳。

冲为血海而主胞宫月经。若阴虚冲任失摄，阳跷独满，卫疏不固，以致经漏、不寐、汗泄者，可用大补阴丸，或参胶二至丸，滋阴降火以安冲阳。有天癸当止之年，几月必暴崩血块，乃冲脉大动，其治先以滋清和络，用生地樗皮汤；继则竣补精血，升阳摄阴，方用斑龙丸。

若阳明脉衰，冲脉陷下而失摄形成崩漏者，可用固冲汤。

太冲脉盛，经水月行一次。若行经受冷，则冲脉凝而不行，月经遂止，中寒木郁，痞闷乳肿者，可用厚朴橘姜汤。若血海虚寒，冲气犯胃凌肝，致经行后期，并痛呕而泻者，方用桂枝夏连汤。若血海阳虚月经衍期，并呕泻者，则用苁蓉艾附汤。经行后期冲气犯胃者，可用乌附金铃子汤。

闭经由血不宣行，并冲气攻冲塞喉脘痞者，可用山楂芦荟汤送服化癥回生丹。闭经因血枯不行，并冲气上逆者，则用羊龙参石汤，或间服专翁大生膏。

久不孕育，行经身痛者，乃血海不足，冲任不能摄精成孕，可用地杞益母汤。若血海虚寒不孕者，则用温冲汤。

第六章　任　脉

一、释名

唐容川说："总统诸阴，谓之曰任。"任有总任之义。杨玄操说："任者，妊也，此是人之生养之本。"即谓任有妊养之义。

二、循行部位

《素问·骨空论》说："任脉者，起于中极之下，以上毛际，循腹内，上关元，至咽喉，上颐，循面入目。"

《灵枢·五音五味》说："冲脉、任脉脉皆起于胞中，上循脊里，为经络之海。其浮而外者，循腹右上行，会于咽喉，别而络唇口。"

《灵枢·经脉》说："任脉之别，名曰尾翳，下鸠尾，散于腹。"

《脉经·卷二·平奇经八脉病》说："任脉者，起于胞门子户，夹脐上行至胸中。"

《奇经八脉考》说："任为阴脉之海。其脉起于中极之下，少腹之内，会阴之分（在两阴间），上行而外出，循曲骨（横骨上毛际陷中），上毛际，至中极（脐下四寸，膀胱之募），同足厥阴、太阴、少阴并行腹里，循关元（脐下三寸，小肠之募，三阴任脉之会），历石门（即丹田，一名命门，在脐下二寸，三焦募也）、气海（脐下一寸半宛宛中，男子生气之海）会足少阳、冲脉于阴交（脐下一寸，当膀胱上口，三焦之募）、循神阙（脐中央）、水分（脐上一寸，当小肠下口），会足太阴于下脘（脐上二寸，当胃下口），历建里（脐上三寸），会手太阳、少阳、足阳明于中脘（脐上四寸，胃之募也），上上脘（脐上五寸），巨阙（鸠尾下一寸，心之募也）、鸠尾（蔽骨下五分）、中庭（膻中下一寸六分陷中）、膻中（玉堂下一寸六分，直两乳间）、玉堂（紫宫下一寸六分）、紫宫（华盖下一寸六分）、华盖（璇玑下一寸）、璇玑（天突下一寸），上喉咙，会阴维于天突、廉泉（天突在结喉下四寸宛宛中，廉泉在喉结上，舌下中央），上颐，循承浆与手足阴明、督脉会（唇下陷中），环唇，上至下龈交；复出分行，循面，系两目下之中央，至承泣而终（目下七分，直瞳子陷中，二穴），凡二十七穴。"

综合诸论，任脉循行路线分为四支：1. 主支起于小腹之内的胞中，出中极之下，下至会阴，经阴阜，前循曲骨上毛际，沿胸腹正中线上行，抵咽喉上颐，至承浆。2. 支者别络环绕唇口，上至龈交穴与督脉交会，复出分行，循面至两目下承浆穴而终（唐容川说："其支者，循面而至于眼下"）。3. 分支由胞中下至会阴，循尾闾骨，上循背里。4. 其别络自屏翳（即会阴）分出，向前上行，散布于腹。

附：任脉络穴及别络循行之考订：

《灵枢·经脉》说："任脉之络，名曰尾翳，下鸠尾，散于腹。"尾翳又名鸠尾。《类经》说："尾翳，误也，任脉之络名屏翳，即会阴穴。"据《灵枢·九针十二原》说："膏之原，出于鸠尾，鸠尾一。"可见鸠尾穴为十二原穴之一。十二原穴乃五脏膏肓原气汇聚之处，主治内脏病变。络穴乃络脉从经脉分出而交于它经之处，为相关的两经联络之处，主治两经疾病。原穴与络穴概念不同，主治功能各异，鸠尾既是膏之原穴，则不能又是任之络穴。

由于络穴是联系相关两经之穴，为利于经气流行，其相关两经之络穴距离都较近，督为阳脉之海，任为阴脉之海，督行身之后，任行身之前，二脉在会阴与龈交相交。二脉虽无表里关系，但其阴阳对待不可分离，故十二经各有一络穴，任督亦各有一络穴。然而奇经不同于正经，故任督各有一络但彼此又不联络，唯络穴相近而已。其能相近者，督脉之络穴为长强，任脉之络穴则当为屏翳。

尾翳与屏翳一字之差，但"尾"与"屏"字形相似，皆为"尸"头，篆文尾作"尾"，屏作"屏"。《内经》传越千年，因豕亥鲁鱼之误，则屏下两"弓"若书写太近，可误为一，便与尾下之"乇"极近似之。于是，屏翳则误为尾翳。加之封建时代，屏翳取穴不便，多避而不用，故医家竟以尾翳作为任脉络穴。

穴位名称原以物象、自然、结合功用命名，尾翳又名鸠尾。鸠尾穴在胸骨剑突下，其处若鸠鸟之尾，故名。人之尾骨如屏，翳指羽扇，尾骨如屏如扇，故名屏翳，穴在两阴之间，又名会阴，尾骨亦如鸠鸟之尾，屏翳在其前下，为区别剑骨下之鸠尾穴，故而又称"下鸠尾"。故《灵枢·经脉》之文当为："任脉之络，名曰屏翳，下鸠尾，散于腹。""下"为方位词，非指任脉循行动词。"下鸠尾"三字为屏翳之别名，乃经文自注。尾翳原本在鸠尾（指剑骨突）下，若作动词则重复不可解矣。

故《医经小学》说："阴任之络为屏翳。"《针灸节要》亦说："任脉之别络，名曰屏翳。"屏翳为任脉络穴，任之络脉自此穴发出，从前上行，散于腹。其与督之络脉自长强发出，从后上行散于背，正相对待。

三、任脉腧穴及与他经交会穴

（一）任脉腧穴（计二十四穴）

会阴、曲骨、中极、关元、石门、气海、阴交、神阙、水分、下脘、建里、中脘、上脘、巨阙、鸠尾、中庭、膻中、玉堂、紫宫、华盖、璇玑、天突、廉泉、承浆。

（二）任脉与他经交会穴

1. 交会于本经：

会阴：督脉、冲脉、足少阴经与任脉交会穴。

曲骨：足厥阴与任脉交会穴。

中极：足太阴、足厥阴、足少阴与任脉交会穴。

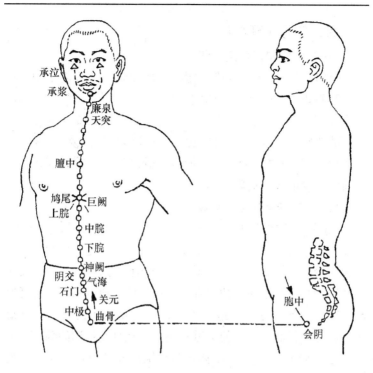

图 6 任脉循行路线图

关元：足太阴、足厥阴、足少阴与任脉交会穴。

阴交：冲脉与任脉交会穴。

下脘：足太阴与任脉交会穴。

中脘：手太阳、手少阳、足阳明与任脉交会穴。

上脘：手太阳、足阳明与任脉交会穴。

天突：阴维脉与任脉交会穴。

廉泉：阴维脉与任脉交会穴。

承浆：督脉、手阳明、足阳明与任脉交会穴。

2. 交会于他经：

承泣：足阳明经穴，任脉与之交会于此。

龈交：督脉穴。任脉与之交会于此。

四、任脉生理功能

（一）统摄诸阴经之脉气

李时珍说："任为阴脉之海。"其脉起于小腹之胞中，循行于胸腹正中，脉凡二十四穴，有八穴分别与足三阴、冲脉、阴维脉相交会，有总摄阴经脉气，调节诸阴经精血津液的功能。故唐容川亦说："任脉在腹，总统诸阴。"又说："任脉主阴主血。"任脉本至静之体，而有乾健之用，其阴宜固，其阳宜通。静则能藏，通则和顺。

（二）主胞胎月经及孕育

《素问·上古天真论》说：女子"二七天癸至，任脉通，太冲脉盛，月事以时下，阴阳和，故有子……七七任脉虚，太冲脉衰少，天癸竭，地道不通，故形坏而无子也。"此论女子月经通行与孕育不独与冲脉有关，且与任脉通调相关。若任脉虚，血气不足，可导致地道不通，月事不行；反之，若任脉实，即邪阻任脉，亦可使地道不通，出现月经失调的病证，故有"任主胞胎"之说。任脉通调是维持女子月经、胎孕机能正常的重要因素。

（三）主男子精室精液

《灵枢·五音五味》说："其有天宦者……其冲任不盛，宗筋不成，有气无血，唇口不荣，故须不生。"此论天宦不生胡须（包括不育），不独与冲脉有关，亦与任脉阴血相关。前于冲脉述及宗筋包括男子之阴茎与阴核（睾丸），此即男子之精室。宗筋不成的天宦，因无精室，故不生胡须。正常男子有精室，则宗筋成，故生胡须。然而宗筋之成熟，必赖任脉阴血充盛，而通灌之。故男子必二八而后，任脉方盛，精气溢泻，始生胡须而可育。唐容川说："女子之胞，男子名为精室，乃血气交会，化精成胎之所。"女子之胞与男子精室，皆为任脉所系，但有阴阳之别，故男子有胡须第二性征。男子精室生化精液而能生育的功能与任主阴血息息相关。

（四）任脉与肝肾心的生理联系

任脉以阴血为体，以阳气为用。任脉主阴血的功能与肝肾精血相联系。肾精充实以封藏，则任阴能涵纳而无虚阳浮动阴血妄行之弊。肝血充盈而疏泄，则任脉通畅而无气滞瘀聚血络痹阻之患。故前贤认为任脉隶于肝肾。然而八脉如深湖涵蓄，有蓄溢调节正经气血的功能，若任脉病，如崩漏痼结等等，亦可影响肝肾功能逆乱。

任脉下交督脉于会阴，上交督脉于唇内之龈交，督脉主阳，主气主水属肾；任脉主阴，主血主火属心。唐容川说："膻中是心包络，生血而出，随任脉上下运行。故任脉之穴，兼具包络之名，正见任脉为包络行血也……紫宫者，指心而言也。心应《洛书》九紫离卦，故名紫宫。任脉至此，正内合于心，故以心位名之。正见任脉为心行血之统脉也。"观《素问·评热病论》说："月事不来者，脉脉闭也。胞脉者，属心而络于胞中，今气上迫肺，心气不得下通，故月事不来也。"高士宗注："胞脉主冲任之血。"胞脉即胞宫之血脉。《素问·痿论》说："悲哀太甚则胞络绝，胞络绝则阳气内动，发则心下崩。"张景岳注："胞络者，子宫之络脉也。"可见胞脉胞络其义一，皆指胞宫之脉络而言。然胞脉之属心，必由任脉为心行血而至于胞也。心气不得下通，任脉无血以注胞中，使胞脉闭，故病月经不来。任脉导心火下行，督脉导肾水上升，是为心肾相交。则肾之阴精，心之阳神共交于胞宫精室，而为生身之本。故唐容川又说："细观任督之交会起止，而知督脉主阳主气，任脉主阴主血，互相贯通，为生身之总司也。"其练气功者，必使督升任降，则任督相通，心肾相交，水火既济，阴阳相贯，气血循环，谓之小周天功法，而有祛病养生延年之效应。

五、任脉病证文选及病机

（一）任脉病证文选

《素问·骨空论》说："任脉为病，男子内结七疝，女子带下瘕聚。"

《素问·上古天真论》说："任脉虚，太冲脉衰少，天癸竭，地道不通，故形坏而无子也。"

《灵枢·经脉》说："任脉之别……实则腹皮痛，虚则痒瘙。"

《难经·二十九难》说："任之为病，其内苦结，男子为七疝，女子为瘕聚"。

《金匮要略》说："妇人之病，因虚、积冷、结气，为诸经水断绝，至有历年，血寒积结，胞门寒伤，经络凝坚……在中盘结，绕脐寒疝……或结热中，痛在关元……在下未多，经候不匀，令阴掣痛，少腹恶寒；或引腰脊，下根气街，气冲急痛，膝颈疼烦，奄忽眩冒，状如厥癫；或有忧惨，悲伤多嗔，此皆带下，非有鬼神。"

《脉经·平奇经八脉病》说："横寸口边丸丸，此为任脉，苦腹中有气，如指上抢心，不得俯仰，拘急。"又说："脉来紧细实长至关者，任脉也。动苦少腹绕脐下引横骨阴中切痛，取脐下三寸。"

（二）任脉病机分析

1. 实证：任脉总任诸阴，起于胞中，下行阴中；其经行腹中，别络上散于腹。若外感六淫之邪，或因七情内伤，导致任脉失调，气机郁结于内，则致腹皮痛，或病疝痛。高士宗说："气病为疝，血病为积。"考《内经》疝病，有冲疝、疝瘕、癫疝、卒疝、癀疝以及狐风疝、肺风疝、脾风疝、心风疝、肾风疝、肝风疝等等。疝病在气，若由气及血，或由气及水，则各病形不同，因而各以名命处，七疝者，言其多也。故张隐庵说："七疝者，其病各异，其名不同。"后世不察，总在数字上做文章，如《诸病源候论》有七疝之名，谓为厥疝、盘疝、寒疝、症疝、胕疝、狼疝、气疝，虞庶承其说，以释《内经》之文，殊为不妥。而后张子和又有筋疝、水疝、狐疝、癫疝、气疝、血疝、寒疝之分，并以辛香流气之药治疗，其治在肝，有其特点。然而，能得《内经》任脉为病致疝之旨者，惟张仲景宗之于前，叶天士发扬于后。如疝绕脐痛汗出，手足厥冷，脉沉紧用大乌头煎；或又兼身疼痛，用抵当乌头桂枝汤，即为任脉受寒之疝痛证治。故《脉经》说："动苦少腹绕脐，下引横骨阴中切痛，"此为疝痛，直指为任脉病。乃寒气盘结于任脉，阳气不行所致。

任脉上行至胸，若脉气失和，经气上逆则腹中气上抢心，腹皮拘急，不得俯仰；甚至上干神明，以致眩冒昏厥。

若妇人感受风冷，或为热中，或情志郁结，导致任脉失调，气血瘀阻，病如瘕聚、阴痛、少腹恶寒、月经不调、经闭、不孕、崩漏、带下等等。《诸病源候论》说："带下之病，由任脉虚损，任脉为经络之海，产后血气劳损未平复，为风冷所乘，伤于任脉，冷热相交，冷多则白多，热多则赤多也，相兼为带下也。"张仲景说："胞门寒伤，经络凝坚。"又说："或结热中，痛在关元。"即说明或寒或热导致任脉气血凝滞，故在关元穴反应出明显的疼痛症候。

2. 虚证：任脉主阴主血，总任诸阴经，司理精血津液，体阴而用阳，任脉通，冲脉盛，月经按月而下，为孕育胎儿的必要条件。若任脉阴血不足，腹部肌肤失濡，虚风内生，则腹皮瘙痒。或任脉精血无贮，脉气衰微，胞脉闭阻，地道不通，则月经后期，甚者闭经，不孕。其在男子，则影响精室生化精液，而有冷精、精少、不育等病。

六、任脉病治则

据《灵枢·经脉》所载：任脉之别，其病有虚实之分，治用针刺，"取之所别"，即取任脉络穴以调治。据《灵枢》针刺原则，"实则泻之，虚则补之，不虚不实，以经取之"。此原则亦适用于指导用药治疗。故当辨任脉证情之虚实寒热，或补或泻，或清或温。后世有通补、通调等法。

陈士铎尝谓任脉宜补而不宜泻，"补则子宫热而受胎，泻则子宫冷而难妊矣"（《石室秘录》）。若以任脉之阳用不足而论，此说固是；若从任脉证候之复杂而观之，则不尽然矣。

七、任脉病用药选说

李时珍说：丹砂"可以安胎。"又说：丹参"能破宿血，补新血，安生胎，落死胎，止崩中带下，调经脉。"按：此说未明指丹砂、丹参入任脉，若就任主胞胎而论，似可当之。朱砂可解热毒而安胎，因其有毒，用之宜慎。

傅青主说："山药、芡实专补任脉之虚，又能利水，加白果引入任脉之中"（《傅青主女科》）。

叶天士说："龟性阴，走任脉"（《临证指南》）。

严西亭说："龟板通任脉。"又说："丹参益冲任；王不留行通冲任二脉；茴香、秋葵子、马鞭草入奇脉；泽兰调病伤八脉（《得配本草》）。"

沈金鳌说："经云：'男子内结七疝，女子带下瘕聚'，皆原结阴之故耳。若经又云：'脉者丸丸横于寸口者，为任脉'，此脉已为阴气所袭，故动苦少腹绕脐下，引横骨阴中切痛，宜夺命丹：吴萸一斤（一分酒浸，一分醋浸，一分童便浸，一分白汤浸，并焙干），泽泻二两酒面糊丸，空心盐汤下。此方兼治奔豚，疝气，上冲小腹引痛。

捏金散：延胡索、川楝肉、全蝎、茴香，每末二钱，酒服。此方亦治奔豚疝气上冲，及小肠气脐腹大痛。

又苦腹中有气，如指上抢心，拘急不得俯仰也，宜木香顺气散：木香、香附、槟榔、青皮、陈皮、厚朴、苍术、枳壳、砂仁、炙草。

和气汤：木香、紫苏、槟榔、陈皮、半夏、香附、青皮、甘草、乳香、没药。"（《杂病源流犀烛》）

朱小南认为入任脉药：

补任脉之气：鹿茸、覆盆子、紫河车；

补任脉之血：龟板、丹参；

固任脉：白果。（《朱小南妇科经验选》）

八、任脉穴位主治

1. 会阴（见冲脉穴位主治）

2. 曲骨

释名：曲指弯曲，骨指骨骼，穴当横骨之上，毛际之中，横骨弯曲，穴当其上部，故名。

功能：温补肾阳，调经止带。

主治：遗精，阳痿，带下，尿闭，疝气，少腹胀满，月经不调，痛经。

刺灸：直刺 1~1.5 寸，可灸。

3. 中极

释名：中指中央，尽端为极，穴属任脉行腹正中线，至此极点，故名。

功能：补肾气，利膀胱，清湿热。

主治：遗精，阳痿，遗尿，尿闭，疝气，月经不调，崩漏，带下，阴挺，不孕，产后恶露不止，胞衣不下，阴痒。

刺灸：直刺 1~1.5 寸，针前排尿，孕妇不宜针；可灸。

4. 关元

释名：关指闭藏，元指元气，穴属任脉，位居脐下三寸，适当丹田处，是处为人之根源，男子以藏精，女子主月事，乃生养子息，合和阴阳的门户。故名。

功能：补肾培元，温阳固脱。

主治：遗尿，遗精，月经不调，痛经，闭经，带下，崩漏，疝气，泄泻，虚劳，羸瘦，中风脱证。

刺灸：直刺 1~2 寸，针前排尿，孕妇慎用；可灸。

5. 石门

释名：不通为石，古说误针此穴令人终身不孕，犹如石门不开，闭门不受，故名。

功能：补肾培元，清热利湿。

主治：腹胀，泄利，绕脐疼痛，疝气，水肿，小便不利，遗精，阳痿，经闭，带下，崩漏，产后恶露不止。

刺灸：直刺 1～2 寸，可灸，孕妇禁针灸。

6. 气海

释名：穴居脐下，是处为先天元气聚合之所，为男子生气之海，主一身气疾，故名。

功能：利下焦，补元气，行气散滞。

主治：绕脐腹痛，遗尿，遗精，疝气，泄利，虚喘，崩漏，阴挺，产后恶露不止，不孕，中风脱证。

刺灸：直刺 1～2 寸，可灸。

7. 阴交（见冲脉穴位主治）

8. 神阙

释名：变化莫测谓之神，阙指要处，穴当脐孔，先天连系脐带，胎儿赖此宫阙输送营养，以使生长发育，变化莫测而渐成形，故名。

功能：培元固本，回阳救脱，和胃理肠。

主治：腹痛肠鸣，水肿臌胀，泄利脱肛，中风脱证，小便不禁。

刺灸：禁针；隔盐灸 5～15 壮，严禁起泡，以防感染。

9. 水分

释名：水指水液，别出为分，穴当小肠下口，水谷至此泌别清浊，水液入于膀胱，渣滓归入大肠，针此能利水，分别清浊，故名。

功能：和中理气，分利水湿。

主治：腹胀肠鸣，水肿臌胀，小便不通，反胃吐食，小儿陷囟，腰脊强急。

刺灸：直刺 1～2 寸，可灸。

10. 下脘

释名：下与上相对，脘同管，穴在脐上二寸，适当胃之下口处，故名。

功能：和中理气，温中化湿。

主治：腹痛肠鸣，饮食不化，呕吐反胃，脾胃虚弱。

刺灸：直刺 1～2 寸，可灸。

11. 建里

释名：建指置，里有居处之意，本穴正置胃府，有调健脾胃之功，故名。

功能：健脾调胃，消积化滞。

主治：胃痛，呕吐，腹胀，肠鸣，水肿，食欲不振。

刺灸：直刺 1～2 寸，可灸。

12. 中脘

释名：中指中部，脘同管，穴属胃募，内部适当胃之中部，因名。

功能：补中气，理中焦，化滞和中。

主治：胃疾，腹胀，肠鸣，呕吐，泄泻，痢疾，黄疸，积滞。

刺灸：直刺 1～2 寸，可灸。

13. 上脘

释名：上与下相对，脘同管，穴当胃的上部，故名。

功能：和中降逆，利膈化痰。

主治：胃痛，呃逆，反胃，呕吐，癫狂，咳嗽痰多，黄疸。

刺灸：刺 1～1.5 寸，可灸。

14. 巨阙

释名：巨指大，阙指要处，穴属心募，主神志之疾，故名。

功能：和中降逆，宁心安神。

主治：心胸痛，反胃吞酸，哮喘，呕吐，癫狂，痫症，心悸。

刺灸：向下斜刺 0.5～1 寸，可灸。

15. 鸠尾

释名：鸠即布谷鸟，人左右两肋似鸟翼，剑突像鸟尾，本穴正当剑突下方，故名。

功能：和中降逆，清热化痰。

主治：心胸痛，反胃，癫狂，痫症，心悸，心烦，咳嗽，气喘。

刺灸：向下斜刺 0.5 ~ 1 寸，可灸。

16. 中庭

释名：居处为庭，中指中部，本穴内为心脏，心有庭殿之称，故名。

功能：宽胸理气，降逆止呕。

主治：胸肋胀满，呕吐反胃，饮食不下，噎膈。

刺灸：平刺 0.3 ~ 0.5 寸，可灸。

17. 膻中

释名：膻指空腔，中指中部，穴当两乳中间，故名。

功能：利上焦，宽胸膈，降气通络。

主治：气喘，噎膈，胸痛，乳汁少，心悸，心烦，咳嗽。

刺灸：0.3 ~ 0.5 寸，可灸。

18. 玉堂

释名：居处为堂，玉色白，指代肺，穴居胸部，主治肺疾，故名。

功能：宽胸理气，止咳利咽。

主治：咳嗽，气喘，胸痛，呕吐寒痰，喉痹，咽塞。

刺灸：平刺 0.3 ~ 0.5 寸，可灸。

19. 紫宫

释名：紫为赤色，与绛同义；中央为宫，昔称心为"绛宫"；又紫为离九，离为心火，可见紫宫实指心主。此穴近心脏，任脉至此，内合王心，心主血，其色赤，故名。

功能：宽胸止咳，清肺利咽。

主治：咳嗽，气喘，胸痛，喉痹，咽塞，吐血。

刺灸：平刺 0.3 ~ 0.5 寸，可灸。

20. 华盖

释名：华指美丽，又有营养之义；盖指布伞，有复护之意。肺叶覆盖心上，形似华丽之伞，故称肺为五脏之华盖，本穴主治肺疾，故名。

功能：宽胸理气，清肺化痰。

主治：气喘，咳嗽，胸痛，胁肋痛，喉痹。

刺灸：平刺0.3～0.5寸。可灸。

21. 璇玑

释名：璇指转，玑指动，当人吞咽之时，喉骨环圆转动，穴当其处，主治咽喉诸疾，故名。

主治：咳嗽，喉痹，气喘，咽痛。

刺灸：平刺0.3～0.5寸，可灸。

22. 天突（见阴维脉穴位主治）

23. 廉泉（见阴维脉穴位主治）

24. 承浆

释名：承指受，浆指口液，穴当下唇正中，口涎流出，此处承受，故名。

功能：祛风通络，通调任督。

主治：口眼歪斜，面肿，龈肿，齿痛，项强，流涎，癫狂。

刺灸：向上斜刺0.3～0.5寸，可灸。

九、任脉病证治条辨

1. 腹痛，脉弦而紧，弦则卫气不行，即恶寒，紧则不欲食，邪正相搏，即为寒疝。

寒疝绕脐痛，若发则白汗出，手足厥冷，其脉沉紧者，大乌头煎主之。解急蜀椒汤亦主之。

大乌头煎

制川乌15克　水煎，兑蜜1匙，顿服。

解急蜀椒汤

蜀椒15克　制附子10克　干姜6克　半夏10克　粳米15克　甘草10克　大枣5枚　水煎服。

注：阴寒之邪入客任脉，发生寒疝腹痛。寒邪与正气相搏结，故脉象弦而紧。寒胜卫气郁而不行故恶寒。阴气积于里，痛甚则不欲食，此邪正俱实之寒疝病机。其症痛绕脐腹，发作汗出肢冷，脉转沉紧，寒邪深入奇经脉络。宜用大乌头煎破阴气，散寒邪而止痛。或用解急蜀椒汤，其方川椒、半夏芳香流气破结，干姜、附子辛热散寒，粳米、甘草、大枣安中缓急。此方助正祛寒较大乌头煎为缓和。

2. 寒疝，腹中痛，及胁痛里急者，当归生姜羊肉汤主之，亦治产后腹中疗痛也。

当归生姜羊肉汤

当归10克　生姜15克　羊肉30克　水煎服。

注：任脉主血，为阴脉之海。若任阴血虚，阳气不足，感受寒邪，则发寒疝腹痛。胁为肝经所行，肝藏血，八脉隶于肝肾。任血虚肝血亦虚，血虚失濡，气虚失煦，故筋脉拘急而胁痛里急。治用当归、生姜气辛入络，养血散寒；羊肉血肉有情，入于奇脉补虚生血。《素问·阴阳应象大论》说："形不足者，温之以气；精不足者，补之以味。"乃此方立法之大旨。产后任脉虚寒腹痛，亦可用此方治疗。

3. 疝气，或辛香泄肝，或导引纳肾，或升举脾阳，皆不愈者，鹿茸桂枝汤主之。

鹿茸桂枝汤

生鹿茸3克（研末冲服）　鹿角霜10克　当归6克　生菟丝子15克　沙苑子10克　桂枝尖6克　水煎空腹服。

注：疝气治法，详于张子和，大抵以辛香流动之品疏泄肝气，方如抽刀散，茴香丸之类。其有不愈者，或投七味丸以纳肾，或投补中益气汤升举脾陷，然皆乏效。乃久疝下焦日衰，元海任脉阳气下陷，《内经》所谓任脉疝病也。治肝治肾治脾不中奇经，法当通补任脉。方用鹿茸、鹿霜通补任脉阳气，当归、菟丝、沙苑补任脉精血，桂枝尖合菟丝子、鹿茸以升举任脉下陷之阳气。乃治疝属奇经之一法。

4. 热病初愈，更衣用力，阴囊忽大，宿疝举发者，三才萸斛汤主之。

三才萸斛汤

人参 10 克 天冬 10 克 熟地 15 克 萸肉 10 克 石斛 15 克 炙甘草 10 克 水煎服。

注：热病初愈，阴伤未复，更衣努力，阴虚气坠，下元不举，宿日疝气复发，乃任脉失其担任之职所致。治以三才萸斛汤，益气养阴，酸甘化阴，敛阴收纳，以复任脉之职，则身前坠陷可以复举矣。若以辛甘温药投之，则阴愈耗而气愈坠，必无解期。此子和治疝法外之法。

5. 劳损形羸，腹中气升胃痛，有形触动如瘕者，参菟石脂汤主之。

参菟石脂汤

人参 10 克 菟丝子 15 克 芡实 15 克 莲肉 10 克 玄胡 10 克 赤石脂 18 克 茯神 10 克 水煎服。

注：奇脉不足，多由脏阴虚损转来。本证劳损以致形羸，病由三阴渐及奇脉，更重一层。任为阴脉之海，任脉阴气不足而失守，则气反循经上逆，动瘕有形，攻胃作痛。治宜固守任脉，摄纳其逆气。方用党参、菟丝、芡实、湖莲益气固任，赤石脂镇摄之，玄胡索调气逆而止痛，茯神安神并引诸药入于奇脉也。

6. 少年形瘦，遗精频作，哮喘发甚，气不归元者，人参坎气汤主之。

人参坎气汤

人参 10 克 龟板 15 克 坎气一条 五味子 10 克 胡桃 10 克 黄柏 6 克 芡实 15 克 金樱子膏 30 克（冲） 水煎服。

注：任脉在男子主精室，若任脉阴海失藏，则遗精频作。少年久遗，由伤精以致耗气，真气散越而不归元，致肺失肃降之职，故旧疾哮喘发甚。其治宜益气摄纳，导入任脉阴海以固

之。方用人参大补元气；坎气乃先天真元导入之物，用之壮元气而引气归元；龟甲养任阴；黄柏坚阴；五味，胡桃合二仙丹摄纳精气，使归阴脉之海而藏之也。

7. 案牍劳神，小便白浊，宣利清解无功者，茸参柏菟丸主之。

茸参柏菟丸

鹿茸 30 克　人参 30 克　生菟丝子 45 克　补骨脂 30 克韭子 30 克　茴香 30 克　覆盆子 45 克　胡桃肉 30 克　柏子霜 45 克　茯苓 45 克　蜜丸如梧子大，早晚各服 60 丸，淡开水送服。

注：案牍劳神，消烁心阴，阳气独亢，水不济火，于是阳浮于上，下焦失暖，阴精变为腐浊，小便白浊自流。夫督为阳脉之海，下通肾水；任为阴脉之海，上通心火。病初在心肾，久延则及任督奇脉。病非实邪，故宣利清解无功。治宜温补督阳以暖下，通固任阴以济上，则阴阳交，水火济，漏卮可塞。方用鹿茸，补骨脂，韭子，菟丝子，茴香壮督脉阳气；人参，柏子霜，覆盆子，胡桃肉补任脉阴精；茯苓引诸药入下焦，交通任督，则水火既济而白浊可痊。

8. 小便带白，经年不愈，形羸肤槁者，龟甲鲍鱼汤主之。

龟甲鲍鱼汤　　见阳维脉病证治（13）

注：任脉主男子精室。病因房劳，或忍精不泄，以致败精宿于精关，宿腐因溺强出，新者又瘀在内，经年累月，精血不荣肌肤，渐渐形羸肤槁，势必竭绝成劳。此男子之白浊，亦如女子之带下，非八正散分清利湿，地黄汤益阴泻阳可效。治在任脉，通理奇经。方用龟甲鲍鱼汤大补精血而扶羸，振旺阳气以复任脉之用。

9. 淋症举发，经遂窒塞，尿大痛不能出，少腹坚满，大便秘涩者，香附茴香汤主之。

香附茴香汤

香附子 10 克　川楝子 10 克　薤白 6 克　小茴香 6 克　桂

枝6克　二丑6克（研末分吞）　　归尾6克　杜牛膝根30克
（兑入）　水煎服。

注：病由房劳强忍不泄，败精离位，与相火搏结；或因酒
色过度，酿成湿热之邪，流于下焦，与气血搏结，壅阻任脉隧
路，病在二阴之间，故前阻小便，后阻大便，脏气无权，腑气
不用，治宜疏通任脉经隧，以复气化之权。方用香附子辛苦香
窜入任脉而调气，配小茴能引气归元而化浊。川楝泻热，薤白
滑窍，桂枝、归尾和血络而去瘀滞，杜牛膝汁引诸药至病所，
有散瘀通淋之功。单用之名地髓汤，治血淋。《肘后备急方》
治小便不利茎中痛欲死，用牛膝并叶，以酒煮服之。杜牛膝即
野生土牛膝，功用与牛膝大体相同，而补性少差。二丑子达命
门，走精隧而去瘀阻。于是任脉通，复其担任之职，则腑气得
调而可痊。

10. 高年形瘦，小便淋漓，大便秘结，二阴之间胀痛，下
及髋部，脉小动滑不宁者，龟板苁蓉汤主之。

龟板苁蓉汤

龟板15克　生地10克　知母10克　黄柏10克　肉桂3
克　苁蓉10克　柏子仁10克　当归6克　茯苓10克　前仁
12克　生牡蛎24克　水煎服。

注：高年肾气渐衰，奇经渐少灌溉，任阴不足，经隧失
养，前阴尿道与后阴直肠间之脉络壅阻不通，气化不行，二阴
阻塞，与前证之属实者，恰成一对。治宜通补任阴，流畅经
隧。方用龟板，生地，牡蛎养任阴；黄柏，知母坚阴，合肉桂
为滋肾丸，配前仁、茯苓有温阳化气行水之效；苁蓉、柏仁、
当归养血，辛以通络，有润肠通便之功；况龟板、当归、牡蛎
能入任脉至阴之地，消磨二阴间之痛肿，故能治二便之不
畅也。

11. 妇人黄带，其气腥秽，任脉湿热下注者，易黄汤
主之。

易黄汤

山药 30 克（炒）　　芡实 15 克（炒）　　黄柏 15 克（盐水炒）　　车前子 15 克（酒炒）　　白果 10 克　鱼腥草 30 克　水煎服。

注：带脉横生通于任脉，热邪蕴于下焦，任脉之津液不能化精，反而化湿，湿热交合，侵及带脉胞宫，故黄带淋漓腥秽。傅青主说："世之人有以黄带为脾之湿热，单去治脾而不得痊者，是不知湿热之气所侵扰于任脉胞胎之间而化此黔色也。单治脾何能痊乎？"方以山药、芡实补任脉之虚，配前仁以祛湿，黄柏清热，白果去湿邪能引药入于任脉，鱼腥草其气腥，以同气相求，故能入下焦祛湿热之邪而止带下。

12. 产后白带淋漓，清冷稀薄者，人参鹿桑汤主之。

人参鹿桑汤

鹿角霜 10 克　桑螵蛸 10 克　人参 10 克　杜仲 10 克　沙苑 6 克　芡实 15 克　莲肉 15 克　茯苓 10 克　水煎服。

注：产后任脉内怯，带脉失约，阳气失摄，故带下清稀淋漓，淹缠日久，则有成劳之虑，亟宜固补实下，温涩奇脉。方用人参、鹿霜、沙苑、杜仲通补任脉精气，桑螵蛸、芡实、湖莲固涩任带精液，茯苓渗湿引诸药入于奇经。

13. 行经小腹掣痛，量少色红有块，甚则腹痛而呕者，芍楝调经汤主之。

芍楝调经汤

川楝子 10　玄胡 10 克　丹皮 10 克　川黄连 3 克　赤芍 10 克　当归 6 克　泽兰 10 克　楂炭 10 克　法夏 6 克　水煎服。

注：任主女子月经，热郁任脉，气机不宣，故经行小腹掣痛，血瘀而不畅行，则经量少而色深红有块，淋漓不畅。任脉血瘀，冲气不安，上逆犯胃，故干呕。方用赤芍、丹皮、川连清任脉血热，配川楝、玄胡调血中气滞，伍当归、泽兰、楂炭行任脉瘀血，川连配法夏，辛开苦降以平冲逆而止呕也。

14. 行经小腹冷痛，得热稍减，量少色黯者，加味佛手散主之。

加味佛手散

川芎10克　当归10克　香附10克　乌药10克　小茴6克　川椒6克　茯苓6克　水煎服。

注：寒邪阻滞胞脉，任脉气机不能畅行，故行经小腹疼痛而感寒冷，得热则寒气宣行而痛减。寒凝血滞，故经量少而色黯。方用当归、川芎养任脉而和血，香附、乌药行气滞，小茴、川椒温任脉而祛寒，茯苓引诸药入于下焦，共奏温寒调经之功。若更经色淡者，乃冲脉不足，可加紫石英、补骨脂以温养之。

15. 月经延后，色淡且少，腹中微动，喜暖恶寒者，参归艾茴汤主之。

参归艾茴汤

人参15克　茯苓10克　当归10克　川芎6克　白芍10克　小茴6克　艾叶10克　香附6克　紫石英12克　阿胶10克　肉桂3克　水煎服。

注：冲任虚寒，月经推迟而至；阳明络脉空虚，则冲任无贮，故经淡量少，盖以冲脉隶于阳明，任脉属胃也。腹中微动不安，喜暖以助血行，皆虚寒之征。方用人参、茯苓通补阳明以助化源；归、芎、芍、胶等补益阴血；艾、茴、桂、附、石英温暖冲任而祛寒调气，此方通补阳明，灌溉血海，温养冲任，栽培生气也。

16. 月经先后无定，经行不畅，肠鸣忽结忽泻，或乳房胀，或少腹痛者，楂附金铃丸主之。

楂附金铃丸

南山楂30克　香附子30克　玄胡索30克　川楝子30克　当归30克　青皮30克　泽兰30克　肉桂10克　牛膝30克　葱白汁泛丸，每饭前空腹服6克。

注：月经冲任所司，冲任脉隶肝肾。肝主疏泄，若情怀怫

郁，或忿怒伤肝，使肝气失调，疏泄失职，则冲任蓄溢失常，遂致月经衍期，经行不畅。其肠鸣大便失调，乳胀腹痛等，乃肝气偏横，戕克脾胃之征。方用金铃子散泻肝气之横；肉桂伐肝；香附、青皮疏肝，肝气得调，则冲任之气机亦顺；当归、牛膝、泽兰、山楂和血络调冲任；葱白辛滑通利，宣行气机之阻滞，使诸药入于迂远之奇脉而调之。

17. 少腹如怀妊，漏经下如卵形，山楂青葱汤主之。

山楂青葱汤

南山楂 10 克　芜蔚子 10 克　青葱 10 克　茜草 6 克　香附 10 克　苡仁 30 克　水煎服。

注：少腹如怀妊，但与正常之月份不符而腹较大，且忽然漏下，状如卵形而成串，此葡萄胎也。此非正常胎孕，乃任脉血损，水气互结，瘕聚之形。治宜血中宣气，祛其结聚，以复任脉之用。方以山楂、芜蔚子、茜草活血调任，香附、青葱调气散结，苡仁祛湿行水。合用之以去其瘕聚，而复任脉之职。

附案：李，女，23 岁，住大冶县城关。怀妊三月，腹大倍常，动红腹痛，继下葡萄胎形，至当地医院作刮宫术。半月连施手术二次，经血渐净。后半月复查 HCG 阳性，谓葡萄胎未净。嘱其再行刮宫术。患者系新婚后第一胎，颇有顾虑，不同意再行手术，乃至我处求治。时已月余。查尿 HCG 仍阳性，腹部平平，纳食稍差，余无不适。当思中医妇科似无此病治法，乃引至某专科妇院，复查尿 HCG 为阳性，建议其住院作一次刮宫手术，并同时用化疗，因恐其恶变。时正天暑，患者因生活不便复回大冶。忝在至交，余殊有未尽职责之感。夜暮，翻阅文献，见《叶氏医案存真·卷三》有一案，流贞巷四十九，漏下如卵形，谓任脉为病，治以血中宣气，乃仿其法，书以上方三剂，邮去大冶，嘱其日煎服一剂，服完再复查尿以观变化。月余来告，服后反应殊大，头昏肢软，颇感不支。但因其坚信余方，坚持服完。五日后复查尿，HCG 阴性。月后再查 HCG 仍为阴性，嘱其避孕，二年后竟获一子。

18. 经漏淋漓，腰脊痿弱，心动悸，腹中热，腰膝跗骨皆热者，三才阿胶丸主之。

三才阿胶丸

人参60克 生地60克 天冬60克 阿胶60克 柏子仁40克 茯神60克 枣仁60克 白芍60克 莲肉80克 知母60克 牛乳粉60克 炼蜜为丸，饭前空腹淡盐汤送下6克。

注：产育之伤，任脉失调，以致漏下。经漏不已，五液皆涸，心失所养，故动悸。任脉隶于肝肾，血去阴伤，骨骼失养，虚阳浮动，故腰脊痿弱，跗骨皆热。任络散于腹，阳浮故腹中热也。久延枯槁不复，亟宜养阴配阳，固补任脉。方用"三才"配白芍、阿胶、知母育阴止漏，佐莲肉以固任脉，柏子仁、枣仁、茯神养心宁神，牛乳粉配阿胶乃血肉有情之物以补其虚。使阴血充，则虚阳敛，任脉固，漏卮可止。

19. 经事淋漓，下焦畏冷，膝跗酸软无力，形瘦肤干者，鹿蛇紫姜汤主之。

鹿蛇紫姜汤

鹿角霜10克 蛇床子10克 人参10克 紫石英18克 炮姜3克 艾炭6克 沙苑子10克 枸杞子10克 茯苓6克 水煎服。

注：月经之行赖任脉以固之，复赖督脉以摄之。若督脉阳虚，则胞宫不暖。任脉体阴而用阳，阳虚失摄，故漏下淋漓不断，阳虚失煦则下焦畏冷。精血虚损，筋骨肌肤失养，故膝跗酸软无力，形瘦肤干。治宜益气以培生阳，温摄以固下真。方用人参益气，配鹿角霜通补督阳；沙苑子、枸杞子温养任脉精血；紫石英、炮姜、艾炭暖任脉以摄血；茯苓引诸药至下焦奇脉。俾阳充能摄血而止漏，精复能养骨而充肤也。

20. 经水不潮，少腹瘕气有形，背脊常冷，心腹中热，面黄色夺，食少不美者，参桂白薇汤主之。

参桂白薇汤

人参10克 鹿角胶10克（烊化） 鹿角霜10克 桂枝

6克　茯苓10克　当归10克　龟板12克　枸杞10克　沙苑子10克　小茴3克　白薇10克　水煎服。

注：督脉总督诸阳，循脊属肾，属先天。任脉总任诸阴，循腹属胃，属后天。先天主气，生天一之癸水，下交胞中；后天主血，导后天离火，亦下交胞中。督任阴阳相贯，水火气血相交，则任脉通行，冲脉充盛，胞宫血海月事按时而下，乃有妊娠之功。若因烦劳产蓐耗损气血，阴阳俱虚，督阳不暖，故背脊常冷；任阴不足，故腹中虚热。水火气血俱亏，任脉经气不和，故少腹病如瘕气有形，经血枯闭而不潮。外失华色，胃阳并乏，故色夺少食也。方用人参、鹿胶、桂枝、小茴通补督脉之阳；龟板、当归、枸杞、沙苑补益任脉阴血；鹿霜通督脉之气，白薇清任脉虚热；人参合茯苓通补胃阳以下入奇经。吴鞠通说："大凡胞宫累及阳明者，治在胞宫；阳明累及胞宫者，治在阳明。"此证重在胞任，故治胞任为主。合为奇经阴阳虚损以致闭经之方治。

21. 病后、产后、下焦先损，百脉空隙，寝食虽安，经水不行者，专翁大生膏主之。

专翁大生膏（见冲脉证治条辨37）

注：方乃吴鞠通为治燥邪久羁，损伤下焦肝肾之阴而设。其以下焦深远，草木无情，故用有情之物以缓补肝肾阴精。今病后，产后伤阴伤血，冲任虚损，下焦奇脉空虚，任脉无血通行，以致月经闭而不行，恐成干血痨病。故借用此方，以血肉有情之物使脏阴充旺，能游溢于奇脉，则血海充盈，可望任通而经潮。朱武曹说："凡上实下虚，肾液不足，及妇人血海枯干，八脉伤损等症，胥可以此治之，其用宏矣。"其言不差。

22. 经闭不行，少腹胀痛，有块拒按，带淋时下，胸胁胀满，食入愈胀，左脉沉伏，右脉浮弦者，旋覆降香汤主之，亦可送服化癥回生丹。

旋覆降香汤

旋覆花10克　茜草10克　降香10克　郁金10克　桃仁

10 克　归须 10 克　良姜 6 克　香附子 10 克　苏子 10 克　青葱管 3 根　水煎服。

化癥回生丹　见冲脉证治条辨（36）

注：任脉以宣通为顺，若气机郁滞，任脉不通，血不宣行，易致闭经。血瘀气阻，则少腹胀痛，有块拒按，此任脉病癥瘕也。湿气下流，则为带下淋漓。病由冲任络脉上扰肝胃逆乱，故胸胁胀满，食入愈胀。左脉沉伏，血结在下；右脉浮弦，气乱在上。治宜通行任脉，活血行气。方用旋覆花通络行气为君；佐茜草、降香、桃仁、郁金、归须入任脉血络活血化瘀；伍良姜、香附、苏子行气降逆；使以青葱管宣通阳气。化癥回生丹能治症结、疟母、痛经、闭经跌打瘀滞等病，有化瘀活血通闭之功效，守方服之，任脉得通，月经可以畅行。

23. 久不孕育，经行乳胀腹痛，按之有形，量少色黯者，蓬莪桂枝汤主之。

蓬莪桂枝汤

蓬莪术 10 克　香附子 10 克　山楂 10 克　桂枝尖 10 克　赤芍 10 克　川楝子 10 克　橘核 10 克　小茴 6 克　茯苓 6 克　水煎服。

注：任脉隶于肝肾。若情志怫郁，肝失疏泄，任脉不畅，故行经乳胀腹痛，量少色黯。气血失调，则冲任不能相资，故难摄精成孕。方用桂枝、赤芍和肝血，合莪术、山楂以疏通任脉之血络；川楝、橘核疏肝气，配香附、小茴以助任脉经气之通畅；茯苓引诸药入于下焦奇脉。使气血调和，月经复常，而能受孕。

24. 结缡久不孕育，行经色淡，下腹畏冷，带下，脉迟者，河车种玉丸主之。

河车种玉丸

紫河车一具　人参 60 克　熟地 80 克　当归身 60 克　白芍 60 克（酒炒）　枸杞 60 克　苁蓉 60 克　小茴香 40 克　紫石英 60 克　桂心 40 克　怀牛膝 60 克　香附子 50 克　艾炭 40

克　茯苓60克　蜜丸，每食前服6~9克，淡盐汤送下。

注：元阳不足，任脉失煦，胞宫虚寒，故不能摄精种子，经行色淡，下腹畏寒。带脉不固，精气下流，故带下。脉迟乃阳虚之征也。必使元海气壮，命门火充，任脉血旺，乃能胎孕。方用紫河车大补元气精血，配人参、桂心、紫石英、小茴温补命门任带之阳气；熟地、归、枸杞、苁蓉、牛膝通补任脉精血；艾炭祛任脉胞宫之寒而通血脉；香附调任脉之气滞能使血和平；茯苓去湿能引诸药入于下焦奇脉也。

25. 小腹胀满，积块不坚，时聚时散，痛无定处，脉沉弦者，香棱丸主之。

香棱丸

丁香　木香　三棱（酒浸）　枳壳（麸炒）　莪术（每30克用去壳巴豆30粒同炒黄，去巴豆）　青皮（去白）　川楝子　茴香上药各等分，共研细末，面糊为丸如梧桐子大，朱砂为衣，每服3~6克，炒生姜、盐汤或温酒送下。

注：任脉为病，女子瘕聚。此证任脉气滞成疾，气聚则有块而不坚，气行则块散，故痛无定处。任脉胞宫位居小腹，气滞则血行涩，故小腹胀满。脉沉弦，亦气滞病痛之征。治宜行气化滞，辛香入络，用《济生方》之香棱丸，其方三香枳壳行任脉之气而导滞；青皮、川楝疏肝泄肝，有助任脉气血之调畅，行气消聚而止痛；三棱破血中之气滞，莪术逐气分之血滞，以调任脉之气血；朱砂为衣，可护心宁神，并养益胞脉也。

26. 产后恶露紫黑，腹疼，得按则缓，脉濡者，归芍小茴汤主之。

归芍小茴汤

当归10克（炒）　白芍10克（炒）　肉桂6克　小茴6克　菟丝子10克　楂炭10克　茯苓6克　水煎服。

注：产后任脉络虚，故腹痛喜按；瘀血行而不畅，故恶露紫黑。虚中夹实，治宜益血温阳化瘀。方用归、芍、菟丝子补

任脉之血虚，肉桂、小茴辛甘理阳通气，楂炭去瘀血而不伤正，茯苓引诸药入于至阴之所。丹溪尝谓产后不可用白芍，恐伐生生之气，然则张仲景小建中汤用之以补诸虚不足，张隐庵，吴鞠通已详辨之矣。

结语

经云：任脉为病，男子内结七疝。若寒疝痛绕脐，汗出冷者，用大乌头煎，或解急蜀椒汤。若由任脉血虚受寒里急腹痛，则用当归生姜羊肉汤。若任脉阳虚气陷致疝者，方用鹿茸桂枝汤温阳升陷。若由阴虚气陷发疝者，方用三才萸斛汤养阴收纳。

经云：任脉为病，女子瘕聚。瘕者，无形之气，聚散不时。若劳损伤元，任脉阴气不足而失守，气攻胃痛有形如瘕，则用参菟石脂汤。若肾元不足，任脉阴海失藏，以致遗精、哮喘发甚，则用人参坎气汤补元摄纳。

任主男子精室，若任督水火不交，小便白浊自流，方用茸参柏菟丸交通任督。若小便白浊经年不愈，形羸肤槁，阴阳两虚者，方用龟甲鲍鱼汤两复阴阳。若败精腐浊壅阻任脉隧路，淋证举发，二便不通，则用香附茴香汤化浊通滞。若因年高阴衰阳弱，二阴不利者，则用龟板苁蓉汤通补任脉阴阳以利二便。

任脉湿热下流带下者，用易黄汤，补任脉并祛湿热之邪。产后经脉阳虚白带淋漓者，方用人参鹿桑汤温摄之。

任脉主胞宫月经。任脉通则经潮。若任脉热郁血瘀，行经腹痛而呕者，可用芍楝调经汤。若因寒凝血滞痛经者，则用加味佛手散。有冲任虚寒，月经后期而少者，方用参归艾茴汤。若因肝失疏泄，冲任不调，月经先后无定期，经行乳胀腹泻者，则用楂附金铃丸。若任脉水气互结，血不宣行，漏下如卵形者，方用山楂青葱汤。任脉阴虚血热漏下者，方用三才阿胶丸补阴敛阳固漏。任脉阳虚失摄，月经淋漓不止者，则用鹿蛇紫姜汤温养摄血。

　　督任阴阳两虚以致闭经者，用参桂白薇汤通补任督阴阳。若八脉精虚，任脉无血通行以致经闭者，用专翁大生膏之血肉有情，使脏阴充旺而游溢于奇脉，血海充盈，可望经潮。若气机郁滞，任脉血瘀闭经者，则用旋覆降香汤送服化癥回生丹活血通闭。

　　久不孕育，由肝失疏泄，任脉不畅所致者，方用蓬莪桂枝汤肝任并治。若元阳不足，任脉虚寒以致不孕者，方用河车种玉丸，命门任脉两调之。

　　任脉气滞血瘀而成瘕聚者，则用香棱丸通行气血。产后任虚血瘀恶露腹痛者，方用归芍小茴汤补虚行瘀。

第七章　督　脉

一、释名

杨玄操说："督之为言都也"（《难经集注》）。张洁古说："督者，都也，为阳脉之都纲"（《奇经八脉考》）。故督有总督、统帅之义。

二、循行部位

《素问·骨空论》说："督脉者，起于少腹以下骨中央，女子入系廷孔，其孔，溺孔之端也，其络循阴器合篡间，绕篡后，别绕臀，至少阴与巨阳中络者，合少阴上股内后廉，贯脊属肾；与太阳起目内眦，上额交巅上，入络脑，还出别下项，循肩膊内，挟脊抵腰中，入循膂络肾；其男子循茎下至篡，与女子等；其少腹直上者，贯脐中央，上贯心入喉，上颐环唇，上系两目之中央。"

《灵枢·脉度》说："督脉，任脉各四尺五寸。"

《灵枢·经脉》说："督脉之别，名曰长强，挟脊上项，散头上，下当肩胛左右，别走太阳，入贯膂。"

《灵枢·本输》说："颈中央之脉，督脉也，名曰风府。"

《难经·二十八难》说："督脉者，起于下极之俞，并于脊里，上至风府，入于脑。"

《甲乙经·奇经八脉》说："督脉者，起于下极之俞，并于脊里，上至风府，入属于脑，上巅循额，至鼻柱。"

《奇经八脉考》说："督脉乃阳脉之海，其脉起于肾下胞中，至于少腹，乃下行于腰横骨围之中央，系尿孔之端。男子循茎下至篡，女子络阴器，合篡间，俱绕篡后屏翳穴（前阴后阴之间也）。别绕臀，至少阴与太阳中络者，合少阴上股内廉，由会阳（在阴尾尻骨两旁，凡二穴）贯脊，会于长强穴，在骶骨端与少阴会，并脊里上行，历腰俞（二十一椎下）、阳关（十六椎下）、命门（十四椎下）、悬枢（十三椎下）、脊中（十一椎下）、中枢（十椎下）、筋缩（九椎下）、至阳（七椎下）、灵台（六椎下）、神道（五椎下）、身柱（三椎下）、陶道（大椎下）、大椎（一椎下）、与手足三阳会合，上哑门（项后入发际五分）会阳维，入系舌本；上至风府（项后入发际一寸，大筋内宛宛中）会足太阳、阳维同入脑中，循脑户（在枕骨上）、强间（百会后三寸）、后项（百会后一寸半）上巅。历百会（项中央陷毛中）、前顶（百会前一寸半）、囟会（百会前三寸，即囟门）、上星（囟会前一寸），至神庭（囟会前二寸，直鼻上入发际五分），为足太阳、督脉之会。循额中，至鼻柱，经素髎（鼻准头也）、水沟（即人中），会手足阳明，至兑端（在唇上端），入龈交（上齿缝中），与任脉、足阳明交会而终，凡三十一穴。督脉别络自长强走任脉者，由少腹直上贯脐中央，上贯心，入喉，上颐，环唇，上系两目之下中央，会太阳于目内眦睛明穴（见阴跷下），上额与足厥阴同会于巅，入络于脑。又别自脑下项，循肩胛，与手足太阳、少阳会于大杼（第一椎下两旁，去脊中一寸五分陷中），内挟脊，抵腰中，入循膂，络肾。”

按：综合诸论，督脉循行可分为主支与分支：

1. 主支起自肾下小腹内，分歧于胞中，经耻骨中央，下系阴器尿孔，从会阴出，循尾闾骨端向上行于腰背正中，循脊椎上行，至项后风府入脑内，再上巅循额中下鼻柱，过人中入唇系龈交穴。

2. 分支：①其络循阴器出会阴，别绕臀与足太阳膀胱经交于会阳；足少阴经自股内后廉上行与督脉交会于会阴、长强，再贯行脊柱，上属于肾。②与足太阳经同起于目内眦，上额至头顶左右相交，入络于脑；复自脑别出下项循肩胛骨内，脊柱两旁下行抵腰中，循腰肌内络肾脏。③从小腹直上贯脐中央，上行贯心入喉，向上至下颌，环绕口唇，分二道上行，系于两目之下中央。④督脉别络自长强分出，挟脊膂上行到项部，散于头上，复向下行于肩胛部左右处，别行走入太阳经，深入贯穿脊柱两旁的肌肉中。

三、督脉腧穴及与他经交会穴

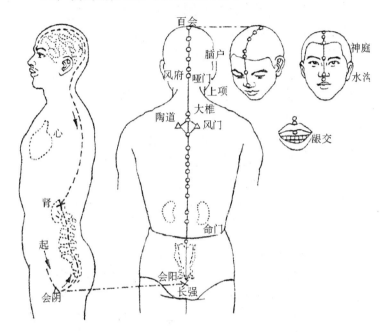

图7　督脉循行路线图

（一）督脉腧穴（计二十八穴）

长强、腰俞、阳关、命门、悬枢、脊中、中枢、筋缩、至阳、灵台、神道、身柱、陶道、大椎、哑门、风府、脑户、强间、后顶、百会、前顶、囟会、上星、神庭、素髎、人中、兑端、龈交。

（二）督脉与他经交会穴

1. 交会于本经：

神庭：督脉与足太阳、足阳明交会于此。

人中：督脉与足阳明、手阳明交会于此。

百会：督脉与足太阳经之交会穴。按：《灵枢·经脉》说：

"肝足厥阴之脉……上出额，与督脉会于巅。"百会别称巅上。
故唐容川说："督脉与肝足厥阴之脉交会于此，惜诸书不载。"

　　脑户：督脉与足太阳之交会穴。

　　风府：督脉与阳维脉之交会穴。

　　哑门：督脉与阳维脉之交会穴。

　　大椎：督脉与手足太阳、阳明、少阳经交会于此穴。

　　陶道：督脉与足太阳之交会穴。

　　长强：督脉与足少阴之交会穴，督脉络穴。

　　2. 交会于他经

　　会阳：足太阳经穴，督脉经气与之交会于此，

　　风门：足太阳经穴，督脉经气与之交会于此，

　　会阴：任脉穴，督脉与冲、任、足少阴脉皆交会于此。

　　承浆：任脉穴，督脉、手足阳明经与之交会于此。

四、督脉生理功能

（一）统领阳气

　　《脉经》说："督脉者，阳脉之海也。"督脉循背脊，上行至巅，与手足三阳经交会于大椎。督脉总督诸阳，统摄全身阳气，调节诸阳经气血。督脉别走太阳，沟通项背贯脊膂，能为足太阳充养背阳，而为护外之屏障。故吴鞠通说："督脉总督诸阳，为卫气之根本"（《温病条辨·下焦篇·湿温》）。

（二）主阳气通于肾命，维系孕育功能

　　唐容川说："气生于天阳，吸于鼻孔，至脑门，下肺管，循背脊而下入肾，又由肾入胞中，故吸入则胞中满也……吸由脊下，督脉主之。知督脉之所主，乃知气之生化"（《医经精义》）。说明清阳之气由鼻而入，循脊下肾入命门，总归督脉所主，化精化气，为人生命之源。是以李时珍说："鼻为命门之窍"（《本草纲目·卷三十四·辛夷》）。清·王应奎则说："鼻孔为肺之窍，又督脉所系，由上而下，直贯命门"（《柳南随笔·卷三》）。命门为脏腑之本，十二经之根，三焦气化之源，真气通于肾。命门穴正在督脉，两肾之间，其横通少阴，

为肾气之所行，乃生命之重要门户。督脉主阳气，通于命门。其以阳气为本体，以阴精为用。督阳能化精行精摄精，故男子之精室，女子之胞宫，其生殖功能与督阳密切相关。陈士铎说：任督二脉，"为胞胎之主脉，无则女子不受妊，男子难作强以射精"（《石室秘录》）。唐容川则说："肾中天一所生之癸水，入于胞中，全在督脉导之使下也。肾气至胞，任脉应之。则心胃之血乃下会于胞中，此为任督相交，心肾相济，道家坎离水火交媾之乡，即在于此"（《医经精义》）。陈修园又说："其有生女不生男者，系男人督脉不足，阳不胜阴，令其男人以鹿茸四钱、人参一斤、远志四两、菟丝子半斤，醇酒为丸服之"（《女科要旨》）。于此可见督脉阳气维系男女孕育功能。

（三）督脉与脊髓、脑的生理联系

督脉上络属于脑下属肾，肾生髓充骨，脑为髓之海。李中梓说："脑髓至阴，通于尾骶"（《医宗必读》）。脑脊之外，属督脉循行之所，故督脉与脊髓、脑联系密切。督脉在背有身柱穴，适当两肩胛之中央，为肩胛荷重的撑柱，循督直上，功同砥柱。在头有百会、神庭诸穴，乃元神会聚之处，神气游行出入之所。《灵枢·海论》说："脑为髓海，其输上在于其盖，下在风府。"指明脑髓之气输注于体表，其上在督脉之百会穴，下在风府穴。脑髓精血阳气充沛，则督脉阳气健行，能施其总督之权。

（四）督脉总督冲任

《素问·骨空论》说：督脉"其少腹直上者，贯齐中央，上贯心，入喉，上颐环唇，上系两目之中央。"张景岳注："按此自少腹直上者，皆任脉之道，而本节列为督脉。《五音五味篇》曰：'任脉、冲脉皆起于胞中，上循背里，为经络之海。'然而前亦督也，后亦任也。故启玄子引古经云：'任脉循背谓之督脉，自少腹直上者，谓之任脉，亦谓之督脉。'由此言之，则是以背腹分阴阳而言任督，若三脉者则名虽异，而体则一耳，故曰任脉、冲脉、督脉，一源而三歧也。"又说："三脉本同一体，督即冲任之纲领，冲任即督之别名耳"（《类经》）。此论三脉本同一源，因循行歧异，故名称亦别。然而正以其循行背腹部位阴阳之别，络属脏腑器官不同，因而三脉所体现的功能不同。督为阳脉之海属阳，任为阴脉之海属阴，冲为血海亦属阴。在阴阳之间，阳生阴长，阳为主导方面，故谓督脉为冲任之纲领而能总督之。是以凡能通补督阳之药，亦能补益冲任之阳；能清补督脉精血之药，亦能补养冲任之阴。此古人所谓分之以见阴阳之不离，合之以见浑沦之无间之义。

五、督脉病证文选及病机

（一）督脉病证文选

《素问·骨空论》说："督脉为病，脊强反折……此生病，从少腹上冲心而痛，不得前后，为冲疝。其女子不孕。癃，痔，遗尿，嗌干。其上气有音者，治其喉中央，在缺盆中者。其病上冲喉者，治其渐，渐者，上颊颐也。"

《素问·风论》说："风气循风府而上，则为脑风。"

《灵枢·经脉》说："督脉之别，名曰长强……实则脊强；虚则头重，高摇之，挟脊之有过者。"

《难经·二十九难》说："督之为病，脊强而厥。"

《脉经·平奇经八脉病第四》说："尺寸俱浮，直上直下，此为督脉，腰脊强，病不得俯仰，大人癫病，小人风痫疾。"

《脉经·平奇经八脉病第四》又说："脉来中央浮，直上下，痛者，督脉也。动苦腰脊膝寒，大人癫，小人痫也。"

（二）督脉病机分析

1. 实证：督脉在背循脊入脑，其别络挟膂上项。若受六淫之邪侵袭，正邪相搏，则为实证。督脉阳气郁阻，变生风病，发为头痛，项强，脊背痉急，角弓反张；甚者阳气不布，四肢厥冷。喻嘉言说："督脉与足太阳合行于脊里，太阳邪盛，督脉亦显其盛，缘督脉行身之背，故其脉见，则直上直下。《脉经》谓直上下行者，督脉也，见之则大人癫，小人痫是也"（《医门法律》）。此乃外邪犯及太阳督脉所致脊强厥逆实证。

若体内脏腑气血失调，变生痰邪，痰气流窜，侵犯督脉，上扰脑府，神明被干，可发为癫痫。其症突然昏仆，角弓反张，四肢抽搐，口吐涎沫，或作叫声，移时苏醒，则如常人。唯精神困顿，头昏肢软，乃督脉气伤，脑髓元神未复元之状。

督脉绕篡后，别绕臀，与足太阳经脉相交合，行抵腰背。若外受风寒湿邪侵袭，损伤督脉阳气，则发腰脊背脊疼痛，或腰膝酸冷而痛，甚者脊骨伛偻。

2. 虚证：督脉支络前从小腹直上，贯脐中央，上贯心，入喉咙。督主升阳之气，其气升。观鹿角生于头顶，因精血之充而生发为茸，因阳气之充养而升伸为角。血为阴，气为阳，故茸柔而角刚。复观气功家练小周天功，必使内气沿督脉从尾闾循脊上升顶至额鼻，再经任脉循胸腹而下行至篡，如斯循环。可知督脉经气之行以升为顺，任脉则以降为顺。督脉阳气得阴血以涵养，则升而有度。若精血亏损，阴虚不能纳阳，则督阳之气必升发太过，甚者挟冲气上逆，故有气从少腹上冲心而痛。浊气不降，二便为之不通。若挟痰气循络脉上壅，故哮鸣有声，上气喘息塞喉。

督脉阳气通于命门，导精行于胞宫精室，阴阳和，故有子。若督脉阳虚，阳气阴精不能下达，则女子不孕，男子不育。

督脉与足太阳并行于背，在下交于会阳穴，在上交于风门与大椎穴，二者关系密切。督为阳脉之海，太阳为诸阳主气。若督阳虚，太阳之气亦虚。膀胱为太阳之腑而藏津液，得阳气蒸化乃能正常排泄尿液。若阳虚不能化气则为癃闭；或阳虚不能摄津，则发生遗溺。

督之络脉行身前而入喉，若精血不足上潮，虚阳反而上浮，则发生嗌干之候。

督脉循会阴至尾闾，若脉气郁滞于肛周，则发为痔疮。

督脉精血不足，阳气不充，失于升举，必脑府失养，发生头重；经脉失于主持，则掉摇振颤，乃虚风之候。

六、督脉病治则

《素问·骨空论》说："督脉生病，治督脉，治在骨上，甚者在齐下营。"张隐庵注：督脉"治当在骨上，若病甚而不已者，兼取于脐之下营。营谓腹间之肉穴；骨谓脊背之骨穴也。"此论针刺法，治督病取脊中督脉诸穴；若督脉病甚者，则取脐下腹中任脉穴，以督脉分支前行于腹中之故。推而论之，督脉属阳，任脉属阴，督脉病取背脊之穴以治其阳，而病甚则取脐下之穴以治其阴。此必由阳而及阴，故取阴以治阳，可见督脉病当辨其阴阳虚实而调之。取穴针刺循此法，用药调治亦当遵此大法。陈士铎说：督脉宜补而不宜泻，"补则外肾壮大而阳旺，泻则外肾缩细而阳衰"（《石室秘录》）。以督脉阳气之本体而论，固当如是观，若以病证之虚实而论则不尽然矣。

七、督脉病用药选说

王海藏说：督脉病，脊强而厥，"宜用羌活、独活、防风、荆芥、细辛、藁本、黄连、附子、乌头、苍耳之类"（《奇经八脉考》）。

李时珍说：羊脊骨"补肾虚，通督脉，治腰痛，下痢。"又说："鹿茸补督脉之气，麋茸补督脉之血"（《本草纲目》）。

叶天士说："鹿茸壮督脉之阳，鹿胶补督脉之血。"（《临证指南》）。

严西亭说："苍耳子走督脉，羊脊骨、白果通督脉，细辛、附子、藁本主督脉为病，脊强而厥。"又说："鹿角霜通督脉之气舍，鹿角胶温督脉之血，鹿茸通督脉之精室，鹿含草、杞子补督脉之精血，黄芪兼治督脉为病，逆气里急"（《得配本草》）。

综上而观之，药如藁本、防风、羌活、细辛、荆芥、苍耳、独活、川乌、附片等能祛督脉之风寒湿邪；药如黄连、白果等能清除督脉痰热；药如鹿胶、鹿含草、枸杞子、羊脊骨、鹿茸、麋茸、破故纸、苁蓉等能补督脉精血；药如鹿角、鹿霜、巴戟、菟丝、黄芪等能通补督脉阳气。

沈金鳌复结合前贤论述，提出治督脉病之成方。他说："治督脉病诸药要品及方四：

总治：羌活、荆芥、秦艽、细辛、黄连、附子。

苏合香丸（强厥）白术、犀角、香附、朱砂、诃子、荜茇、冰片、木香、檀香、沉香、麝香、丁香、安息香、薰陆香、苏合香油。

藿香正气散（治强厥）大腹子、茯苓、白芷、紫苏、厚朴、白术、陈皮、藿香、桔梗、甘草。

川芎茶调散（头重）薄荷、川芎、荆芥、羌活、白芷、甘草、防风、细辛、每末二钱，食后清茶下。

白芷丸（头重）白芷二两，萝卜汁浸，晒干为末，蜜丸，弹子大，每一丸细嚼，清茶或荆芥汤下。"（《杂病源流犀烛》）

按：观此原为治脏腑经络病之方药，亦能用治奇经脉病。要之在辨证准确，乃不致有方药误投之失。如此，方能扩大临床治督脉病之用药范围。方药虽出自前贤，应用则全在医者之变通。

八、督脉穴位主治

1. 长强

释名：又名尾闾，为督脉络穴。循环无端谓长，健运不息为强。穴居尾闾而循脊入项上头，接连任脉，循环不已；其分布路线长；脊柱从颈至尾端为荷重之主力，又能转动弯曲，其作用强，故名。

功能：通任督，调肠腑，利湿热。

主治：泄泻，便血，痔疮，脱肛，便秘，腰脊痛，尾骶部疼痛，痫证。

刺灸：紧靠尾骨前面斜刺0.5~1寸，可灸。

2. 腰俞

释名：腰指腰部，俞乃脉气转输之处；穴当腰眼处，《素问·缪刺论》说："腰尻之解，是腰俞。"腰尻指骶骨，解指骶管裂孔。本穴主治腰骶疾患，故名。

功能：培补下焦，清利湿热。

主治：月经不调，腰脊强痛，痔疾，痫证，下肢痿痹。

刺灸：向上斜刺 0.5~1 寸，可灸。

3. 腰阳关

释名：穴当关元俞上方，旁有大肠俞，乃元阳交会之处；加之穴属督脉，位居腰部，脉气通大肠俞，乃督脉与手阳明交会之所，故名。

功能：壮腰补肾，疏利关节。

主治：腰骶痛，下肢痿痹，月经不调，遗精，阳痿。

刺灸：直刺 0.5~1 寸，可灸。

4. 命门

释名：穴当两肾俞间，横通少阴之气，为肾气之所行，乃人体生命重要之门户，故名。

功能：培元固本，强健腰膝。

主治：脊强，腰痛，痛经，带下，阳痿，遗精，遗尿，泄泻，痢疾，神经衰弱，水肿。

刺灸：直刺 0.5~1 寸，可灸。

5. 悬枢

释名：悬有系义，通上连下为枢，本穴两旁为三焦俞，是三焦连上运下的枢纽，故名。

功能：温肾健脾，强健腰膝。

主治：脾胃虚弱，胃痛，泄泻，脱肛，腰脊强痛。

刺灸：直刺 0.5~1 寸，可灸。

6. 脊中

释名：胸腰骶共二十二椎，此穴在十一椎下，适当脊柱全数之中部，故名。

功能：温肾健脾，强健腰膝。

主治：腰脊强痛，腹泻，黄疸，痔疮，癫痫，脱肛。

刺灸：向上斜刺 0.5～1 寸，可灸。

7. 中枢

释名：中指中间，中部，枢有转动之义。本穴适当脊柱中部，为躯体转动之枢纽，故名。

功能：强腰补肾，和胃止痛。

主治：腰痛，脊强，胃痛，饮食不振，腹满。

刺灸：向上斜刺 0.5～1 寸，可灸。

8. 筋缩

释名：缩指搐，穴当肝俞中间，肝属木，在体主筋，本穴脉气通肝，主治抽搐，痉挛，肉瞤等疾，故名。

功能：镇惊息风，通络止痉。

主治：癫痫，脊强，胃痛，四肢不收，筋挛拘急。

刺灸：向上斜刺 0.5～1 寸，可灸。

9. 至阳

释名：别称肺底。至有极义，穴属督脉，位于背部，当七椎之下，督为阳经，背亦为阳，七为阳数，故名。

功能：健脾调中，化湿祛黄。

主治：胸脊痛，脊强，黄疸，胁肋疼痛，四肢重痛。

刺灸：向上斜刺 0.5～1 寸，可灸。

10. 灵台

释名：灵指心灵，台指居处，因近心脏，主治心神疾患，故名。

功能：宣肺通络，清热解毒。

主治：咳嗽，气喘，脊痛，项强，疔疮。

刺灸：向上斜刺 0.5～1 寸，可灸。

11. 神道

释名：神指心神，通路为道，穴当心俞之正中，作用与心俞相关，故名。

功能：镇惊宁神，通经止痛。

主治：心痛，惊悸，怔忡，失眠，健忘，脊背强痛，咳嗽，胁痛。

刺灸：向上斜刺 0.5 ~ 1 寸，可灸。

12. 身柱

释名：支持为柱，柱又有直义，穴当肺俞正中，适当两肩胛中央，为肩胛荷重的撑柱；加之本穴承神道循督直上，功同砥柱，故名。

功能：宣肺止咳，宁心安神。

主治：咳嗽，气喘，癫痫，脊背强痛，失眠，心悸，瘛病，惊风。

刺灸：向上斜刺 0.5 ~ 1 寸，可灸。

13. 陶道

释名：陶指陶灶，又有乐义。本穴通行阳气，有如陶灶之通路；又主治郁闷不畅，恍惚不乐，故名。

功能：解表退热，镇惊安神。

主治：脊强，头痛，疟疾，热病，癫狂，角弓反张。

刺灸：向上斜刺 0.5 ~ 1 寸，可灸。

14. 大椎

释名：大有高起、开始之意，穴在第一胸椎之上，是处脊柱较其他稍大而高起，故名。

功能：疏风解表，清热通阳。

主治：头痛项强，热病，疟疾，感冒，咳嗽，气喘，癫痫，骨蒸潮热。

刺灸：向上斜刺 0.5 ~ 1 寸，可灸。

15. 哑门

释名：昔时认为误灸此穴令人喑哑不能言，针此穴，可治舌缓，口不能言。是治哑关键之门，故名。

功能：疏风通络，开窍醒脑。

主治：暴喑，中风，舌强不语，癫狂痫证，后头痛，鼻衄。

刺灸：向下颌方向缓慢刺入 0.5～1 寸，不宜大幅度捻转、提插，禁灸。

16. 风府

释名：风指病邪，府含聚合之意。风为阳邪，其性轻扬，头顶之上，唯风可到。本穴在项后发际大筋间宛宛中，为足太阳、阳维、督脉之会，主治一切风邪为患，故名。

功能：清热散风，通关开窍。

主治：头痛，项强，眩晕，鼻衄，咽喉肿痛，中风不语，半身不遂，癫狂。

刺灸：伏案正坐，使头微向前倾，项肌放松，向下颌方向缓慢刺入 0.5～1 寸。

17. 脑户

释名：出入通气之处为户，脑之门户指枕骨大孔部，是穴适当枕外粗隆，枕骨大孔上方，故名。

功能：散风清热，开窍镇惊。

主治：癫痫，喑不能言，头痛头晕，颈项强痛。

刺灸：平刺 0.5～0.8 寸，可灸。

18. 强间

释名：强有硬急之义，间指处所，本穴主治头项强痛，故名。

功能：清头散风，镇静安神。

主治：头痛，项强，目眩，癫狂痫证，失眠。

刺灸：平刺 0.5～0.8 寸，可灸。

19. 后顶

释名：后与前相对，顶指头之最高中央处，是穴适当头顶之上，百会之后，故名。

功能：清头散风，安神。

主治：头痛，目眩，癫狂痫证，失眠。

刺灸：平刺 0.5～0.8 寸，可灸。

20. 百会

释名：百指众多，会指聚会。头为诸阳之会，穴居巅顶正中，为三阳五会之所，故名。

功能：开窍醒脑，回阳固脱。

主治：头痛，目眩，鼻塞，耳鸣，中风，失语，脱肛，阴挺，久泄久痢。

刺灸：平刺 0.5～0.8 寸，可灸。

21. 前顶

释名：前与后相对，顶指头之最高中央处，是穴适当头顶之上，百会之前，故名。

功能：清头散风。

主治：癫痫，目眩，头顶痛，鼻渊。

刺灸：平刺 0.5～0.8 寸，可灸。

22. 囟会

释名：囟指巅顶前之头骨，会有合义。婴儿脑髓未充之时，头骨不合，稍长则闭，穴当其处，故名。

功能：清头散风。

主治：头痛，目眩，鼻渊，小儿惊。

刺灸：平刺 0.5～0.8 寸，囟门未合不宜刺。

23. 上星

释名：高处为上，星指穴言。昔有鼻通天气，目似日月之说。本穴主治鼻塞不通，目眩睛痛之疾，故名。

主治：头痛，目痛，鼻渊，鼻衄，热病，疟疾，癫狂。

刺灸：平刺 0.5～0.8 寸，囟门未闭者禁针禁灸。

24. 神庭

释名：神指思维，居处为庭，脑为元神之府，穴当天庭之上，为神之居处，故名。

功能：清头散风，镇静安神。

主治：癫痫，惊悸，失眠，头痛，眩晕，鼻渊。

刺灸：平刺 0.5～0.8 寸。

25. 素髎

释名：洁白为素，髎指骨孔，即穴位。肺开窍于鼻，肺应色白，穴当鼻尖，故名。

功能：清热开窍。

主治：昏厥，鼻塞，鼻衄，酒齄鼻，新生儿窒息。

刺灸：向上斜刺0.3～0.5寸，不灸。

26. 人中

释名：鼻主天气，口主地气，穴当口鼻之间，故名。

功能：清热开窍，回阳救逆。

主治：癫狂痫证，小儿惊风，昏迷，牙关紧闭，口眼歪斜，面肿，腰脊强痛。

刺灸：向上斜刺0.3～0.5寸。

27. 兑端

释名：兑指口，与锐意通，端有尖义，穴当上唇尖端，故名。

功能：清热，定惊，止痛。

主治：癫狂，口歪，唇动，齿龈肿痛，鼻中息肉，遗尿，尿闭。

刺灸：向上斜刺0.2～0.5寸，或点刺出血，禁灸。

28. 龈交

释名：龈指齿龈，交有会合之意，穴在上齿龈缝中，是处为任督二脉及上齿龈与上唇交会处，故名。

功能：清热开窍，醒神。

主治：癫狂，齿龈肿痛，口歪口噤，唇吻，强急，扭闪腰痛。

刺灸：向上斜刺0.2～0.3寸，或点刺出血，禁灸。

九、督脉病证治条辨

1. 头连巅痛，脉浮缓而大，乃风邪入客督脉，苍耳藁本汤主之。

苍耳藁本汤

苍耳子 10 克　藁本 6 克　水煎服。

注:《素问·风论》说:"风气循风府而上,则为脑风。风从外入,令人振寒,汗出,头痛,治在风府。"此论风邪乘风府空窦而入客督脉,内连头脑,发为头痛连巅。若初起者,病及阳维,有振寒、发热症候,因风府为阳维与督脉之交会穴。若无寒热,但病巅痛,乃邪阻督脉经气,治以苍耳助督脉清气上升为君,藁本入督脉祛风散邪为佐。其有服后发厥,但醒后其病若失者。《书经》说:"若药弗瞑眩,厥疾弗瘳,"此之类也。若巅痛兼呕者,吴茱萸、法半夏亦可加入。

2. 脑疽,坚硬平塌,根盘散漫,不红活,防流毒于下,鹿角芪笋汤主之。

鹿角霜 10 克　天丁 10 克　川芎 6 克　大贝母 10 克　地丁 15 克　黄芪 10 克　金银花 15 克　白茄蒂 3 个　鲜笋尖 30 克　陈皮 10 克　甘草节 10 克　生首乌 10 克　水适量煎服。

注:《难经·二十八难》说:奇经"其受邪气,蓄则热肿。"脑疽生于后项,其在正中者,俗称对口,正在督脉,乃邪毒外受,与气血搏结于督脉,蓄积而成。若在两侧,则为偏对口,为邪毒搏于太阳经。足太阳从头走足而下行,为寒水之经,故毒易下流内陷,难起难发,难化难溃。督脉主一身之阳,其脉自下极贯脊上行,故患此证,须冲突高肿,则邪毒不致下流,是为外发,易化易溃,方为顺证。今者平塌散漫,乃督脉阳气不充,无力外透之故。方以鹿角霜、黄芪通补督脉之气而外托之;笋尖得春阳之气而发生,长势甚速,故用之以助督脉阳气升举,托毒外发;以金银花、地丁、甘草节、川芎、大贝母、陈皮解毒散结;天丁攻坚;茄蒂伍生首乌善治对口,见王履素《折肱漫录》。合而为方,有通补督脉,解毒攻坚,托毒外出之效。

3. 脑疽,红肿高突,寒热胸闷,湿热毒邪上壅,羌防笋尖汤主之。外敷芙蓉膏。

羌防笋尖汤

羌活 10 克　防风 10 克　枳壳 10 克　桔梗 10 克　僵蚕 10 克　金银花 30 克　远志 10 克　陈皮 10 克　大贝母 10 克　甘草节 10 克　水适量煎服。

芙蓉膏

木芙蓉花叶，为极细末，醋调如糊，敷患处。

注：对口红肿，是为顺证，以督阳能抗御邪毒也。督病而涉太阳之表，卫气与湿热邪气相争，故寒热胸闷。方用羌、防开泄表邪，枳、桔升降气机；金银花、僵蚕、远志、大贝、陈皮等清热解毒消痰；笋尖升举督阳托毒外出；甘草节解毒并和诸药。外敷芙蓉膏有助消散肿毒之邪。

4. 背冷如冰，脊骨疼痛，重裘不暖，四时皆然，饮食如恒，脉沉缓细者，加味附子汤主之。外敷阳和砒末膏。

加味附子汤

附子（制）15 克　白术 10 克　党参 12 克　茯苓 10 克　鹿胶 10 克（烊化）　补骨脂 10 克　狗脊 15 克　枸杞 10 克　千年健 10 克　水煎服。

阳和砒末膏

肉桂　芥子　砒霜末　上药各二克，研极细末，撒于黑膏药上，贴于冷痛处。

注：脊背督脉所行，督脉阳虚，寒湿之邪客之，脉络痹阻，故脊骨冷痛，重裘不暖。治宜补督脉精血，振督脉阳气，祛督脉寒湿之邪。《素问·骨空论》说："督脉生病治督脉，治在骨上。"叶天士说："督脉主病，治在少阴。"故方用仲景附子汤去芍药之酸寒，温少阴入奇脉振奋阳气，祛寒湿；复加鹿胶、枸杞补督脉生精血；破故纸、狗脊、年健温养督阳并祛寒湿之邪。外以大热之阳和砒末膏祛散寒湿邪气以助之。俾内外兼治，而收扶正祛邪之效。

5. 头痛，项强，腰重难以转则，溺频且多，寒气攻背者，椒附汤主之。

椒附汤

川椒（炒出汗）6 克　桂枝 10 克　附子（制）10 克　茯苓 10 克　生白术 10 克　远志 10 克　水煎服。

注：冲气攻痛，从背而上者，乃督脉主病。督阳式微，命门火衰，寒邪乘袭督脉循行之所而致病，故头痛、项强、腰重难以转侧。阳虚失摄，病及太阳水府，故尿频且多。方用川椒、桂、附温命火，通督脉祛寒邪；白术、茯苓胜湿；远志宁神，平厥气之上逆。

6. 腰脊伛偻形俯，筋纵而痛，汗出畏寒，冬月为甚，症如历节者，香茸丸主之。

香茸丸

鹿茸 90 克　当归 60 克　麝香 3 克　生川乌 15 克　雄羊肾 3 对　先将当归、川乌、羊肾用酒煮烂捣，研鹿茸为末，和麝香入前药为丸，如梧子大，每服 10 至 20 丸，滚水送下。

注：人有遗泄日久不愈，渐致精血内损，筋骨失荣，督阳大虚，太阳失护，故腰脊渐形伛偻，筋骨纵疼，畏寒汗出。冬月寒水主令，机体弱阳不胜客气，故病有加。状如历节，但非风湿伤骨，不可以实邪治之。治宜温通督脉太阳，方用羊肾、当归补精血荣筋骨；鹿茸补督脉阳气；川乌温太阳胜寒止痛；麝香走窜引药入络。全方血肉有情入督治损。

7. 三日疟疾，久延不已，恶寒从腰髀背部发起，气冲胸闷，痰涎甚多，热解无汗，邪留在阴者，鹿椒汤主之。

鹿椒汤

川椒（炒黑）6 克　常山 10 克　党参 12 克　鹿角 10 克　小茴（炒黑）6 克　当归 10 克　茯苓 10 克　水煎服。

注：疟疾寒从腰髀背部发起，且热解无汗，乃邪从少阳入留阴分，久而伤及督脉阳气。《内经》云："阳加于阴谓之汗。"今阳虚不能蒸液故热解无汗。督脉支络在身前上行胸喉，其气上冲胸闷，痰涎甚多，乃疟邪与痰气胶结上逆所致。阳虚无力逐邪，故病久延不已。治从督脉升阳，阳升则健。方用参、

鹿、小茴温升督脉阳气，当归补血，川椒、常山杀疟化痰，茯苓领诸药入于下焦奇脉。俾督阳振奋，则诸阳皆振，而能抗疟逐邪。

8. 疟伤真阴，交春脊背肩髀胀痛，入夏尤甚，冬寒少瘥，鹿霜菟丝汤主之。

鹿霜菟丝汤

鹿角霜 10 克　鹿角胶 10 克（烊化）　熟地 12 克　菟丝饼 10 克　柏子仁 10 克　桑寄生 12 克　青盐 2 克　水煎服。

注：少阳久疟不愈，损伤脏真阻血，奇脉已少灌溉。春夏之时，天地大气发泄。脏阴既少，升泄病来。督统诸阳而行背脊，阴损及阳，阴虚失濡，阳虚失煦，脉络空虚，故脊背肩髀胀痛。秋冬大气收藏，人得天地之助而病少瘥。方用鹿角霜通补督脉阳气，菟丝子升固督脉以佐之。鹿角胶补督脉精血，熟地、桑寄生、柏仁、青盐滋肾养阴以助之。俾阴充阳和以释胀痛。守之静养断欲，可期渐愈。

9. 头重耳鸣，腰膝酸软无力，甚则头重欲俯，著枕即气冲不续，脉细促者，鹿胶猪髓膏主之。

鹿胶猪髓膏

鹿角胶 30 克　猪脊髓 2 条　熟地 60 克　茯苓 60 克　川石斛 60 克　秋石 30 克　五味子 40 克　怀山药 80 克　胡桃仁 60 克　先熬诸药去滓，纳鹿角胶化之，亦可少加青铅。

注：阴虚督损，髓海失充，故头重耳鸣，腰膝酸软，甚者肾脏无根，督脉不用，气不归元，故头俯逆气上冲，脉细而促，精气颇有竭绝之虑。方用精血有情之物，滋肾充髓补督，咸寒柔养酸收，纳气归根。病虚宜早治，至损则难疗也。鹿胶猪髓膏峻补精血，摄纳真元，以备治疗一法。

10. 脉左虚涩，右缓大，尾闾痛连脊骨，便后有血，面色萎黄，自觉惶惶欲晕者，斑龙丸主之。若纳谷殊少，可间服归脾丸。

斑龙丸

鹿茸 60 克　鹿角霜 120 克　鹿角胶 120 克　柏子仁 120

克　熟地 120 克　韭子 60 克　菟丝子 120 克　赤白茯苓 60 克
补骨脂 60 克　胡桃肉 120 克　蜜丸，每服 10 克，淡盐汤
送下。

归脾丸

人参 60 克　白术 60 克　茯神 60 克　枣仁（炒）60 克
龙眼肉 60 克　黄芪 45 克（炙）　当归 30 克（酒洗）　远志
30 克　木香 15 克　甘草 15（炙）　姜枣蜜丸。

注：肝肾虚损，八脉全亏，以奇脉隶于肝肾也。而督脉总
督诸脉，故病形最显。督脉发于尾闾至阴之地，上入于脑府至
阳之所。李中梓说："脑髓至阴，通于尾骶。"今督脉精血阳气
俱损，故上则脑海失养而惶惶欲晕，下则脊骨尾骶失濡而疼
痛。阳虚失摄则便血，经云："督脉病为痔是也。"其脉左虚
涩是精血亏虚，右缓大乃阳虚外浮之征。面色萎黄，气血阴阳
俱不足也。方以鹿茸壮督脉之阳，鹿霜通督脉之气，鹿胶补督
脉之血；补骨脂入命门以纳浮越之阳气；柏仁凉心以益肾；熟
地味厚以填阴；韭子、菟丝子益少阴而升气固精；重用茯苓淡
渗，其乃松之余气所生，长于至阴之地，为阳明木药，能引诸
药入于至阴之界。共为峻补肾命精血，督脉阳气，升阳摄阴，
以扶虚损。若味败纳少，是为中下交损，故可间服归脾丸培中
土以养营阴。守治经年，则形体自固。

11. 脊酸腰坠，脉数多遗，形瘦色苍者，羊髓龙骨丸
主之。

羊髓龙骨丸

羊脊髓 1 条　熟地 60 克　山药 60 克　五花龙骨 40 克
煅牡蛎 40 克　五味子 40 克　芡实 50 克　丹皮 30 克　远志 30
克　茯苓 50 克　研末，蜜丸，如梧桐子大，淡盐汤送下 6 克，
空腹服。

注：督任阴阳相交，则水火既济，督脉循腰脊，以阳为
体，以阴为用。阴虚腰脊失养，故脊酸腰坠；任阴不足，虚热
内扰，精关失固，故脉数多遗。肌肤失泽，则形瘦色苍。方用

羊脊髓、熟地、山药大补阴精，龙骨、牡蛎、五味、芡实涩精固气，丹皮撤虚热，远志宁心安肾，交通任督阴阳，茯苓淡渗引诸药入于奇脉。共为清补督任阴精，佐以固涩之方。

12. 遗精早泄，绕腰空痛，秋深届冬，四肢不暖者，鹿归丸主之。

鹿归丸

鹿茸 30 克　苁蓉 30 克　巴戟天 30 克　当归 30 克　茯苓 30 克　虎骨 30 克　大茴香 30 克　龟胶 60 克　炼蜜化胶为丸如梧桐子大，早晚空服 10 克，淡盐汤送下。

注：督脉阳气通于命门而摄精。若房室失节，或久遗精耗，阴虚及阳，督阳失摄，故早泄腰疼。秋冬阴气渐盛，寒气日深，弱阳不胜外寒，阳气不充四末故常冷。治宜阴中补阳。方用龟胶有情之质以填阴精，佐当归补血，虎骨强腰，鹿茸、苁蓉、巴戟、大茴温养督脉阳气。使精充阳旺，以复总督之权，则可止泄而抗寒。

13. 膏淋浊腻，日下不已，肢软神倦，皮肤渐槁者，麋茸河车丸主之。

麋茸河车丸

麋茸 30 克　紫河车一具　人参 30 克　白术 60 克　茯苓 60 克　湘莲 60 克　砂仁 20 克　雀卵 10 枚　茜草 30 克　乌贼骨 60 克　蜜丸如梧子大，早晚空腹服 10 克，淡盐汤送下，若无麋茸则以鹿茸代之。

注：督任阴阳相交，则精关开合有常。若督失总督之权，任失担任之职，则精关不固，化为膏淋浊腻，从前阴而下，日久不已，损人津液。精不化气，脉络遂槁，故神倦肌肤失泽。奇脉隧道纡远，非泛然补剂可效。方用麋茸、人参补督脉阳气；四乌贼骨一蒁茹丸合紫河车通补任脉阴精；白术、莲肉固涩精气；砂仁入药使补而不腻；茯苓引诸药入于奇脉。合而为方，血肉填补固涩，以复督任阴阳气化之权而止厄漏。

14. 小溲常遗，尿后余漓，下焦恒冷，脊膂腰髀疼楚如坠者，鹿茸蛇床子丸主之。

鹿茸蛇床子丸

鹿茸 30 克　补骨脂 40 克　韭子 40 克　蛇床子 40 克　菟丝子 40 克　覆盆子 40 克　金樱子 40 克　锁阳 40 克　杜仲 40 克　羊内肾一对　茯苓 30 克　青盐 20 克　分焙研末，炼蜜为丸，如梧桐子大，饭前空服 6 克，开水送下。

注：督脉阳虚，命门不暖，气化不强，络脉失煦，故遗尿，尿后余漓不尽，腰脊疼楚如坠。治宜温升督脉阳气，以通命门而摄肾水。方用鹿茸通补督阳，吴鞠通所谓"凡肾阳意者，必补督脉，故以鹿茸为君。"又说："督脉根于少阴，所谓八脉丽于肾也；督脉总督诸阳，此阳一升，则诸阳听会"（《温病条辨·卷三·寒湿》）。复伍以补骨脂、韭子、蛇床子、锁阳温养肾命，菟丝子凭空行气升发少阴，共奏温升督阳之功；覆盆子、金樱子以固涩；杜仲强腰膂；羊内肾血肉有情养益阴精，则阳有所本；茯苓、青盐领诸药下入奇经至阴之地。

15. 背脊不健，得靠则适，步履无力，阳道不举者，鹿霜杜仲丸主之。

鹿霜杜仲丸

鹿角霜 30 克　苁蓉 50 克　菟丝子 50 克　生杜仲 50 克　当归身 40 克　五味子 30 克　大茴香 30 克　远志 40 克　韭子 40 克　覆盆子 40 克　茯苓 40 克　上药分炒研末，蒜汁泛丸，每服 6 克，日三服。

注：人有失血不克恢复，或误药耗气伤阳，侵至肾虚收藏失职，并及奇脉督阳失其总督之权，跷脉失其矫健之职，故脊背喜靠，步履无力，阳道不举，进而可衍成痿废之疾。治宜涵养生真，通补督跷。方用鹿霜、苁蓉、大茴温通督阳，菟丝子、韭子升固督阳，五味、覆盆子涩精固气，杜仲、当归健补阳跷，远志交通心肾任督，茯苓引诸药入于至阴奇脉也，使督跷阳健，诸症可痊。

16. 病痫者，涎沫出于口，冷汗出于身，清涕出于鼻，昏不知人，四肢抽搐，移时苏醒，定痫丸主之。

定痫丸

天麻 30 克　　川贝母 30 克　　胆南星 30 克　　姜半夏 30 克
陈皮 20 克　　茯苓 30 克　　茯神 30 克　　丹参 60 克　　麦冬 60 克
菖蒲 15 克　　远志 20 克　　全蝎 15 克　　僵蚕 15 克　　琥珀 15 克
人参 30 克　　辰砂 10 克　　竹沥 1 小碗、姜汁一杯、再用甘草
120 克熬膏和药为丸，如弹子大，辰砂为衣，每服一丸，日
二服。

注：经云："督脉为病，脊强反折。"王叔和说："尺寸俱
浮，直上直下，此为督脉，腰背强，病不得俯仰，大人癫病，
小人风痫疾。"即指痫为督脉病。李东垣说：痫证"此奇邪为
病，不系阴阳十二经所拘，当从督、冲、二跷四穴中奇邪之法
治之"（《脾胃论》）。督脉起于下极之俞，入属于脑，脑为髓
之海，奇恒之府，元神所居。脑髓之气其输上在督脉之百会
穴，下在风府穴。痰扰脑神，元神病变，必从督脉、二跷反应
于外，故谓奇邪为病，不拘阴阳十二经。此诚千古之秘，王叔
和倡论于前，李东垣祖述于后，非有独识，不能道之。因此特
将此病纳入督脉及阳跷脉证中，不与五脏六腑病证相混也。方
用二陈、胆星、贝母、菖蒲豁痰开窍；远志、茯神、丹参、琥
珀、辰砂定志安神；人参、麦冬益气阴养脑髓；全蝎、僵蚕平
督脉之强以镇痫止痉。合为祛痰定痫之方。

17. 脉左沉小、右弦，两足腰膝酸软无力，舌本肿胀，齐
颈轰然蒸热，痰涎涌出味咸者，久延痿厥沉疴，龟地虎鹿丸
主之。

龟地虎鹿丸

龟板 30 克　　熟地 30 克　　白芍 30 克　　虎骨 30 克　　枸杞 30
克　　锁阳 30 克　　鹿角胶 30 克　　陈皮 30 克　　青盐 15 克　　茯苓
30 克　　诸药焙，研末，熟地、枸杞捣，入青盐、鹿胶化，兑
蜜为丸，如梧子大，每服七八十丸，早晚空腹服。

注：督脉通于肾命，其支络从少腹直上入喉。肾主五液主

骨，肾虚收摄少权，督脉失其约束，故水不归元痰涎上涌，其味咸，舌本肿胀；阴火循经上扰，故齐颈轰然蒸热；下元虚则腰膝酸软无力。阴越阳浮，久延必至痿厥之变。方用龟板、熟地、白芍、枸杞味厚大补阴精；鹿胶、锁阳柔和温养督脉阳气；虎骨强腰膝；陈皮化气，使诸药补而不腻；青盐即戎盐，李时珍谓功同食盐，有降火消痰之功；合茯苓引诸药入于下焦病所。于斯使肾精充实，而水能安宅；督脉有权能收拾诸脉，庶几症能平释。

18. 下焦痿软，行立不正，肢冷不温，脊膂酸楚，甚则足瘫不能行者；鹿杞巴戟汤主之。

鹿杞巴戟汤

鹿茸3克（研末吞）　苁蓉10克　当归6克　枸杞10克　补骨脂6克　巴戟天15克　牛膝10克　柏子仁克　石斛15克　茯苓6克　水煎服。

注：若久患遗泄，或患湿疡而频进渗利之品，以致精血受伤，督脉劳损。督脉通于肾，肾主骨，督脉阳气无以温煦，髓空骨少滋荣，故肢痿不温，甚则足瘫不能行走，此痿躄之渐也。宜投柔剂通补，盖以肾恶燥，督脉宜温养，故用鹿茸、苁蓉、补骨脂、巴戟温养督肾阳气；当归、枸杞、柏仁、石斛、牛膝通补督肾精血；茯苓引诸药入于下焦奇脉。

19. 月经将行，尻骨脊柱酸痛者，鹿茸当归汤主之。

鹿茸当归汤

鹿茸3克（研末吞）　党参10克　当归10克　杜仲12克　小茴5克　石斛15克　茯苓6克　水煎服。

注：女子二七任通冲盛，督脉阳气通于命门，导精气行于胞宫，故月事以时下。若先天不足，或产育过多，损伤督任，奇经虚馁，气不行血，致经前尻脊酸疼，是为督脉生病。议治阴中之阳，方用当归、石斛补冲任阴血；鹿茸、杜仲、小茴通补督脉阳气；茯苓引药入于奇经。于是督壮血行，尻脊之痛可释。

20. 经漏，久漏血止，继之五心脊椎骨热，天明微汗热缓者，人参阿胶汤主之。

人参阿胶汤

人参 10 克　阿胶 15（烊化）　莲肉 15 克　女贞子 12 克　萸肉 10 克　白芍 10 克　骨皮 10 克　茯神 10 克　糯稻根 30 克　水煎服。

注：行经漏血，奇脉已紊；久漏血止，乃下元真阴大伤，水源已涸。任脉血海少液，虚热内生；阴不配阳，督脉虚火上浮，故五心并脊椎骨皆热。卫气夜行阴分而热甚，日行阳分得微汗而热则减。病在下焦至阴，由任及督，液虚阳浮也。方用人参、阿胶、女贞子大补阴液；合萸肉、白芍敛阴配阳；莲肉、茯神交通心肾任督；骨皮、糯稻根养阴而彻虚热。

21. 经漏日久，面浮跗肿，肤乏华色，形神日羸，纳谷日减，便坚不爽，脊膂腰髀酸软如坠，色脉俱夺者，龟鹿人参汤送服乌贼丸。

龟鹿人参汤

龟胶 10 克　鹿角霜 10 克　阿胶 10 克　柏子仁 6 克　生牡蛎 15 克　锁阳 10 克　人参 10 克　诸药煎汤，胶、参另燉汁，兑分二次服。

乌贼丸

乌贼骨四分，米醋炙去甲，另研水飞；茜草一分，为细末。雀卵量末捣丸，每服 6 至 9 克。服前先饮淡鲍鱼汤一小杯。

注：叶天士说："经水必诸路之血贮于血海而下。其不致崩厥淋漓者，任脉为之担任，带脉为之约束，纲维跻脉之拥护，督脉以总督其统摄。今者但以冲脉之动而血下，诸脉皆失其司，"以致经漏不已。漏久阴血大亏，阴损及阳，督任维带具形不足，气血不华，阳失护持，故色脉俱夺，脊膂腰髀酸坠。下损及中，胃纳不健，故入谷日减；肠腑失濡，便坚不爽。亟宜通补奇脉阴阳。方用鹿角霜入通督脉阳气，锁阳温养

以佐之；龟胶走任脉以养肾水，阿胶味咸色黑，养阴以助之；牡蛎固下，合阿胶以消虚肿；柏子仁芳香悦脾，养血润燥；人参补气，生津以起虚羸。合龟鹿为两补奇脉阴阳之方。《内经》有四乌贼骨一藘茹丸，乃咸味走下，通以济涩，秽浊厚味之物，引入下焦奇经。俾督阳总摄，而八脉护持，漏卮可固，虚损能复。

22. 产后发病，心头垂脊痛，椎尻气坠，心痛冷汗出者，三鹿柏仁汤主之。

三鹿柏仁汤

鹿茸 3 克（研吞）　鹿角霜 10 克　鹿角胶 10 克（烊化）当归 10 克　枸杞子 10 克　柏子仁 10 克　菟丝子 15 克　杜仲 10 克　续断 6 克　茯苓 10 克　水煎服。

注：产后奇脉阴阳俱伤，督脉阳气不升，任脉阴气失濡，阴维络脉失养，故心痛连脊，痛则冷汗出，椎脊至尻尾气从下坠。治宜温升督阳为主，辅以补益任阴阴维。方用三鹿通补督脉，菟丝子入少阴温升精气以助之。当归、枸杞补任脉阴维之阴血，吴鞠通说："当归随鹿茸以补血中之气，通阴中之阳。"（《温病条辨》）。杜仲、续断理伤养筋，柏子仁芳润养血宁心，茯苓引诸药入于奇脉。此方血肉有情通补为治，与单纯草木无情有间也。

23. 脉小，心中痛坠大便即下血，脊椎腰尻酸楚，跗膝常冷而骨髓灼热，经水仍至，久不孕育者，二鹿杞归丸主之。

二鹿杞归丸

鹿茸 30 克　鹿角霜 50 克　枸杞子 50 克　当归 40 克　阿胶 50 克　紫石英 40 克　沙苑子 40 克　杜仲 40 克　大茴香 30 克　补骨脂 30 克　禹余粮 40 克　上药分焙研末，化胶浆糊为丸。

注：督脉行脊，其别络行身前者，上贯心胸，督阳失煦，则脊尻酸楚，膝跗不暖。精血失养，累及阴维故心中痛坠。经云："阴络伤则血内溢，血内溢则后血。"痛即便血者，督病

为痔也。骨髓灼热者，血损阴虚也。经水虽至而胞宫不温，督脉不能导精下行，故久不孕育。方用二鹿、沙苑、杜仲、大茴、破故纸、紫石英通补督阳，温暖胞脉；枸杞、归身、阿胶、禹余粮养血益维，固下涩络。若阳充阴盛，可有结骊之机。

结语

督脉循风府入脑，风邪从风府而入则为脑风头痛，方用苍耳藁本汤入督升清祛风。脑疽生于督脉，若平塌散漫，当防毒内陷，方用鹿角芪笋汤托毒外出；若红肿高突，宜解表祛邪，方用羌防笋尖汤内服，外敷芙蓉膏以消肿毒。

督脉总督阳气循于脊里，寒湿客之，脊骨冷痛者，内服加味附子汤，外敷阳和砒霜膏以温阳祛寒。若阳虚寒邪攻冲，头痛项强，腰重难以转侧等，方用椒附汤温通督阳并祛寒邪。若督阳大虚，腰脊畏寒，汗泄，伛偻，方用香茸丸通补督阳以治损。

疟疾久延，寒从背起，热解无汗，病伤督阳，方用鹿椒汤从督脉升阳逐邪。若久疟伤阴，脊背胀疼者，当大补督脉精血阳气，方如鹿霜菟丝汤。

督脉下通肾命，阴虚督损，肾脏无根，头重耳鸣，气冲不续者，当峻补精血，摄纳真元，方用鹿胶猪髓膏。督脉精血阳气俱损，头晕，尾闾痛连脊骨，治宜升阳摄阴。方用斑龙丸，若并味败少纳，当间服归脾丸以培中土。督任阴虚，精关不固，用羊髓龙骨丸养阴固涩。甚者遗精早泄，阴损及阳，当温摄督阳，方如鹿归丸。有任督阴阳失职，精关不固，膏淋肤槁者，用麋茸河车丸滋填固漏。阳虚遗尿，下焦常冷者，方用鹿茸蛇床子丸温阳摄阴。督跷阳虚步履无力，阳道不举者，用鹿霜杜仲丸。

癫痫者，督脉强直反折，方用定痫丸。

有肾虚失纳，督失总摄之权，腰膝酸软，痰热上涌者，方用龟地虎鹿丸实肾壮督，以收拾诸脉。有肾督阳虚者，下肢痿软，脊膂酸楚，用鹿杞巴戟汤柔剂通补之。

　　督脉阳气通于肾命，下系于胞宫，对女子月经妊娠有重要维系作用。若督脉阳虚，行经脊柱酸痛者，方用鹿茸当归汤补督行血。久漏任脉阴虚，督脉阳浮者，用人参阿胶汤养阴彻热。久漏任督阴阳两损者，用龟鹿人参汤送服乌贼丸，两补阴阳以固卮漏。产后督任阴阳两伤，心痛垂脊者，用三鹿柏仁汤通补督脉阴维。督脉阳虚，久不孕育者，治宜温督暖胞，益精固下，方用二鹿杞归丸。

第八章 带 脉

一、释名

杨玄操说：带脉"绕身一周，尤如束带焉。"此就带脉之形状言，谓如束身之带。又说："带之为言束也，言总束诸脉，使得调柔也"（《难经集注》）。此就带脉之功能言，谓带有总束之义。

二、循行部位

《灵枢·经别》说："足少阴之正，至腘中，别走太阳而合，上至肾，当十四椎，出属带脉。"

《难经·二十八难》说："带脉者，起于季胁，回身一周。"

《脉经·平奇经八脉病第四》说："带脉者，起于季胁，《难经》作季肋，回身一周。"

《奇经八脉考》说："带脉者起于季肋足厥阴之章门穴，同足少阳循带脉穴（章门足厥阴、少阳之会，在季肋骨端，肘尖尽处是穴。带脉穴属足少阳经，在季肋下一寸八分陷中），围身一周，如束带然。又与足少阳会于五枢（带脉下三寸）、维道（章门下五寸三分），凡八穴。"

综合诸论：带脉起于季肋骨端的章门穴，斜向下行至带脉穴，绕身一周，平行十四椎，并于带脉穴处再向前下方沿髋骨上缘斜行到少腹，会足少阳于五枢、维道穴。

三、带脉腧穴及与他经交会穴

带脉本经无腧穴，脉气反应在与他经交会穴上。

章门：足厥阴经穴，带脉起于此穴。

带脉：足少阳经穴，带脉交会于此穴。

五枢：足少阳经穴，带脉交会于此穴。

维道：足少阳经穴，带脉交会于此穴。

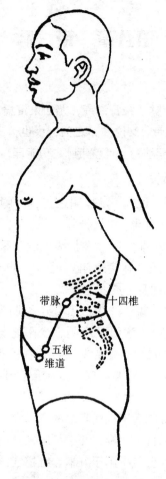

图 8　带脉循行路线图

四、带脉生理功能

（一）约束诸脉

杨玄操说："带之为言束也，言总束诸脉，使得调柔也。"手足三阴、三阳十二正经皆平行于人体的长轴而纵向循行，惟带脉回身一周。与之垂直相交，从而约束诸脉。《素问·痿论》说："阴阳总宗筋之会，会于气街，而阳明为之长，皆属于带脉。"即说明阴阳经都连属于带脉。同时，阴维、阳维、阴跷、阳跷、冲、任、督脉从下向上纵行，亦连属于带脉。由于带脉的总束作用，则诸经脉不致气陷而下垂弛纵。故沈金鳌指出："一身上下，机关全在于带脉，带脉不能自持其气，其症皆陷下而不上"（《杂病源流犀烛》）。

（二）系胞固胎

张子和说："带脉起少腹侧季胁之端，乃章门穴是也。环身一周，无上下之源，络胞而过，如束带之于身"（《儒门事亲》）。说明带脉络于胞宫。傅青主亦说："带脉者，所以约束胞胎之系也。带脉无力，则难以提系，必然胎胞不固，故曰带弱则胎易坠，带伤则胎不牢"（《傅青主女科》）。指明带脉有系胞固胎的功能。任督二脉属于胞宫，总领阴阳，带脉之系胞必得此二脉阴阳之助以共司其职。故傅氏又说："夫带脉束于任督之间，任脉前而督脉后，二脉有力，则带脉坚牢，二脉无力，则带脉崩坠，"从而失其提系固胞之职。

（三）带脉与肝脾肾的生理联系

带脉发于足厥阴肝经之章门穴，与足少阳胆之带脉、五枢、维道三穴交会，故带脉与肝胆经气相通。甲乙木气主少阳之升发，又主气之疏泄，带脉得木气升发而有助提胞系胎，得木气疏泄而经气流行，不致抑遏为患。带脉环腰连属于肾。《灵枢·经别》说："足少阴之正，至腘中，别走太阳而合，上至肾，当十四椎，出属带脉。"即论足少阴肾之正经于十四椎旁之肾俞穴交会带脉。傅青主说："带脉通于肾"。故带脉得先天肾气以温煦。带脉前以贯脐，居身之中停，为脾之位，况章门又为脾之募穴，带脉发于此，故得后天脾元之气充实者实多。带脉得此三脉之助，乃司其调柔约束之职，而无太过不及之弊。

五、带脉病证文选及病机

（一）带脉病证文选

《素问·痿论》说："阴阳总宗筋之会，会于气街，而阳明为之长，皆属于带脉，而络于督脉。阳明虚则宗筋纵，带脉不引，故足痿不用。"又说："思想无穷，所愿不得，意淫于外，入房太甚，宗筋弛纵，发为筋痿，及为白淫。"

《难经·二十九难》说："带之为病，腹满，腰溶溶若坐水中。"

《脉经·卷二》说："带脉左右绕脐腹腰痛，冲阴股也。"

（二）带脉病机分析

1. 实证：带脉环腰贯脐，若寒湿之邪著于带脉，带脉经气不利，则前及脾腹而胀满，后及腰部宽缓不能收持，如坐漾水中之状。或寒邪阻滞带脉，气不宣通，则绕脐腰腹痛，下引腰股。或六淫之邪侵淫带脉以致带下黄秽。

2. 虚证：阳明统率诸经，连属带脉，带脉发于脾之募穴，得脾元之气以充实。若内热伤津，阳明脉虚，则宗筋失养，带脉失充而不能收引，故筋弛纵，发为足痿。亦有因七情内伤，房劳放纵，斫伤带脉，致带脉失约，气机下陷，发生内脏下垂诸证；或男子狐疝，白浊；女子带下绵绵、阴挺、阴吹、崩中、漏胎等病。

六、带脉病治则

张洁古说："带脉为病，太阴主之"（《奇经八脉考》）。唐容川说："肾著汤治带脉，以脾为主，女科以妇人带下，皆归于脾，良有以也"（《医经精义》）。肾著汤温脾渗湿，可振奋带脉阳气，此乃张仲景疗带脉病之法。带脉环腰贯脐，位居下焦为阴，其功能总束诸脉，此体阴而用阳也。其脉后连于肾，前交于脾，肾者水脏，脾者土脏，水与土湿皆属阴，得阳始运。其病及带脉，故可用温阳化湿之法，以健运脉体。然而带脉连系肝胆，若相火抑郁，气不化津，水反成湿，蕴酿湿热，流注带脉，其治又宜升以散之，苦以燥之，寒以清之。带脉又受任督二脉之助以提胞系胎，任脉主阴，督脉主阳，若带脉虚损者，又可从任督阴阳而通补之。带脉总领六合，交于诸经，其病当审察病机之阴阳水火寒热虚实而随证施治，未可以暖土渗湿一法以概之。刘厚宗说：治带之法，"或下或吐，或发中兼补，补中兼利，燥兼升发，润兼温养，或收涩，或温补，诸例不同，亦病机之活法也"（《奇经八脉考》），说颇圆通。

七、带脉病用药选说

《得配本草》说：当归主"带脉为病，腹满，腰溶溶若坐水中。"又说：白芍主"带脉腹痛。"川续断、艾、龙骨主带脉为病。其中艾治带脉病，腹满，溶溶如坐水中。升麻、甘草缓带脉之急。

沈金鳌扩充王海藏、李时珍之论，列治带病诸药要品及九方说：

血崩久而成枯：四物汤。崩者涩剂，收：白芍、白垩、艾叶、黄芩。血闭久而成竭：四物汤。闭者破剂，通：三棱、牛膝、桃仁、红花、黄芪、鲮鲤甲炙、肉桂。

破血三法初治：四物汤加红兰花，调肉桂、黄芪。次治：四物汤加红兰花，调鲮鲤甲、桃仁、肉桂、童便、酒煮尤佳。三治：四物汤加红兰花，调没药散。四物汤春加川芎，风胜也；夏加白芍，火胜也；秋加当归，金胜也；冬旺水胜，又加熟地以益之。若血旺必无服四物之理。以其血衰而烦，以此补之，故加熟地。既可服四物，知其血衰之甚也，故加用之耳。

丁香脾积丸（腹满）：三棱、蓬术、青皮、丁香、木香、醋煮高良姜、巴豆霜、皂荚烧存性；百草霜少许。糊丸，麻子大。白汤下二三十丸。

壮本丹（腰冷）酒杜仲、盐补骨脂、茴香各一两、酒苁蓉、酒巴戟、青盐各五钱。每用猪腰子二个劈开，入药末五钱。扎好，纸包煨熟，以黄酒一顿送下。

秘传带下方（带下）：青葙子、菟丝子各二钱，棉子肉炒令烟尽四钱。共为细末，分作十服，清晨将壮生鸡蛋一个，挖一小孔，入药在内，搅和黄白中，将纸封孔，饭上蒸熟，以黄酒食之。轻者八九服，重者一二十服，无不效。如赤带，每料加熟石膏一钱，愈后再服丸药以补之。

加味龙虎散（阴袭）：苍术一两，全蝎三钱，草乌、附子各二钱，天麻三钱，每服一钱空心酒调下，此方兼治风寒腰痛，筋骨蜷挛。

速效散（邪客）：川楝肉、巴豆五粒同炒，去豆，盐炒茴香，蜜炒补骨脂各一两。每服末一钱，热酒下。

牡蛎泽泻散（水气）：牡蛎、泽泻、瓜蒌根、蜀漆、葶苈、商陆根、海藻。

肾著汤（肾着）：白术、炮姜、赤苓、炙草。

渗湿汤（腰重）：茯苓、猪苓、白术、泽泻、苍术、陈皮、黄连、山栀、秦艽、防己、葛根。

独活汤（腰重）：当归、连翘、羌活、独活、防风、泽泻、肉桂、防己、黄柏、大黄、甘草、桃仁，酒水各半煎。此方兼治闪挫劳役，腰痛如折。（《杂病源流犀烛》）

按：肾着汤（《金匮要略》）、渗湿汤（《三因方》）、独活汤（《东垣试效方》）皆治腰重腰痛，湿邪痹着带脉之证。

朱小南认为入带脉药为：①升提带脉：升麻、五味子；②固托带脉：龙骨、牡蛎、乌贼骨、椿根皮；③止带脉疼痛：白芍、甘草；④温带脉之寒：艾叶、干姜；⑤清带脉之湿热：黄芩、黄柏、白芷炭、车前子；⑥补带脉之阴：当归、熟地。（《朱小南妇科经验选》）

八、带脉穴位主治

1. 章门

释名：章者，明也。穴属肝经。肝主生，主春，主明。为脏之会穴，脾之募穴，分列左右两胁，称之为门，故名。

功能：调气活血，疏肝健脾。

主治：胁痛，腹胀，肠鸣，泄泻，呕吐，黄疸，痞块，小儿疳积。

刺灸：斜刺0.5~0.8寸，可灸。

2. 带脉

释名：位居季胁，为带脉经气所过，故名。

功能：调理经带。

主治：月经不调，赤白带下，腰胁痛，疝气，经闭腹痛，以及癫痫，瘈疭。

刺灸：直刺0.5~0.8寸，可灸。

3. 五枢

释名：通上转下为枢，穴当髋部转枢之处，约距京门穴斜下五寸，下临维道五分，故名。

功能：调理经带。

主治：小腹痛，月经不调，赤白带下，阴挺，腰胯痛。

刺灸：直刺0.5~0.8寸，可灸。

4. 维道

释名：维者，系也，连接也；道者，路也。为少阳、带脉所会，故名。

功能：调理任、冲、带脉。

主治：少腹痛，腰胯痛，阴挺，疝气，带下，月经不调。

刺灸：向前下方斜刺0.8~1.5寸，可灸。

九、带脉病证治条辨

1. 肾着之病，其人身重，腰中冷，如坐水中，形如水状，反不渴，小便自利，饮食如故，病属下焦，身劳汗出。衣裹冷湿，久久得之。腰以下冷痛，腹重如带五千钱，甘姜苓术汤主之。

甘姜苓术汤

甘草6克　白术6克　干姜12克　茯苓12克　水煎服。

注：身劳汗出，衣裹冷湿，久久伤于带脉。带脉环腰带腹，寒湿之邪痹着，阳气不行，经气不利，故身重腰中冷，腰以下冷痛，腹重如带五千钱。其病不关肾脾本脏，故无肾之气化不利，形虽类似水状，而反不渴，小便自利；又无脾之运化不利，故饮食如故。病乃带脉为寒湿所困，故谓病属下焦。治以补土胜湿，温阳祛寒，以带脉属脾之故。然诸家多从肾府病机释之，高明如尤在泾，亦谓此病在肾之外府。唯唐容川能得仲景真谛，其谓"带虽系于腰肾，然其脉绕中焦膜网一周，故又属脾土，是用药温土为主。尤氏不知带亦属脾，而有肾之外府之说，欠分晓也"（《金匮要略浅注补正》）。可见病名虽称肾着，其病实属带脉。方似治脾，实治带脉。

2. 痢久伤肾，带脉不固，肠腻滑下，纳谷运迟者，三神丸主之。

三神丸

五味子　补骨脂　肉豆蔻　等分为细末，蒸饼丸，梧子大，每服6克，米汤或温酒下。

注：病由中土下痢，日久不唯脾阳不运，且肾阳亦惫。八脉丽于肝肾，由肾累及奇脉，带脉失约，故证属肠腻滑下，纳谷运迟。治宜温补肾阳，固涩带脉。方用补骨脂温肾暖土，五味子酸收敛阴，肉果涩以固带之滑脱也。

3. 面肿，脐腹痛，带下如注，舌苔白滑者，姜艾苡仁汤主之。

姜艾苡仁汤

艾叶炭15克　炮姜10克　法半夏10克　小茴香15克（炒炭）　苡仁5克　车前子10克　通草3克　萆薢15克　大腹皮10克　当归10克　益母膏10克　水煎服。

注：脐腹通于带脉，带脉阳气失运，寒湿下注，故腹痛带下如注。面肿、苔白滑者，阴寒湿邪之征。治宜温经去湿止带。方用艾叶、炮姜、小茴温通带脉之寒；法夏燥湿；苡仁、前仁、通草、萆薢、腹皮渗湿；当归、益母补带脉调经血，且合温阳药则血易行，湿易化也。

4. 形寒轰热，腰脊疼痛，带淋如注者，参鹿芪桂汤主之。

参鹿芪桂汤

人参10克 鹿角霜10克 黄芪15克 桂枝10克 归身6克 菟丝子15克 桑螵蛸10克 茯苓10克 水煎服。

注：半产失血，或产后阴伤，以致下焦虚损，八脉空隙大著，阳维失其维护，营卫不和，故形寒轰热；督带纲维尽撤，阳气无以摄精，故腰疼，带下清稀淋漓不断。治宜通补阳气而固下真。方用人参、鹿霜通补督带阳气；黄芪、桂枝调补阳维；归身、桑蛸、菟丝益带固涩精气之下流；茯苓引诸药入于下焦奇脉。

5. 暴怒伤肝，白带下注，间而带赤，经行少腹腰痛而漏带即止者，归杞白薇汤送服震灵丹。

归杞白薇汤

当归10克 枸杞10克 白芍10克 白薇10克 桑螵蛸6克 青花龙骨15克（煅） 水煎服。

震灵丹

禹余粮120克（火煅醋淬，不计遍数，手拈得碎为度）丁头代赭石120克（炮制如禹余粮） 紫石英120克 赤石脂120克（上药作小块，入坩锅内，盐泥封固，候干，用炭10斤，煅通红，火尽为度，入地埋二宿去火毒） 滴乳香60克（另研） 没药60克（去砂石，研） 五灵脂60克（去砂石筛） 朱砂30克（水飞过） 均为细末，糯米粉煮糊为丸，每服3克。

注：八脉丽于肝肾。肝之疏泄与带脉之约束关系密切。若暴怒伤肝，致疏泄太过，则影响带脉失约；且热从内生，伤其

阴络，故带下如注，间而带赤。血气不调，故经来少腹腰痛。治宜养肝固带，和血调经。方用当归、枸杞、白芍养肝血缓肝急而益带脉；白薇清内热而宁络；桑蛸、龙骨固涩带脉；震灵丹和血调经固下。合而肝带同治也。

6. 带下如注，头胀身热，舌光赤者，地胶莲药汤主之。

地胶莲药汤

熟地炭 15 克　阿胶 15 克（烊化）　甘菊 10 克　芡实 15克　莲肉 15 克　山药 18 克　茯苓 6 克　水煎服。

注：五液走泄，带脉失约，故带下如注；阴虚阳浮热蒸，故头胀身热。舌光赤者，阴液大伤之征。亟宜育阴涩带。方用熟地、阿胶、山药大补阴液；甘菊凉肝去头胀；芡实、莲肉固带涩精；茯苓引诸药入于下焦奇脉。

7. 带下久延，脊膂腰髀酸痛者，熟地鱼胶丸主之。

熟地鱼胶丸

熟地 100 克　枸杞 60 克　鱼鳔胶 100 克　五味子 60 克山药 80 克　莲肉 60 克　芡实 60 克　茯神 60 克　金樱子膏为丸。

注：督脉贯脊膂，带脉环腰，带下久延不愈，阴精下损，脉虚髓空，督带失养，故脊膂腰髀酸痛。法当填髓充液，固带涩精。方用熟地、枸杞、鱼鳔胶、山药育阴充养督带；五味、莲肉、芡实、金樱固精止带；茯神安神并引诸药入于下焦。为丸缓图，以复其损。

8. 妇女赤白带下，可用清带汤。若脉微弱，下焦冷者，可加鹿角霜、干姜；若脉洪滑，心头热，黄赤带多者，可加苦参、白头翁；或败酱草、鱼腥草，腥味以入下焦。

清带汤

生山药 30 克　生龙骨 18 克　生牡蛎 18 克　海螵蛸 12 克茜草 9 克　水煎服。

注：张锡纯说："奇经带脉，原主约束诸脉。冲任有滑脱之疾，责在带脉不能约束，故名为带也。然其病非仅滑脱也，

若滞下然。滑脱之中实兼有瘀滞。其所瘀滞者，不外气血。而实有因寒因热之不同。此方用龙骨、牡蛎以固脱，用茜草、海螵蛸以化滞。更用生山药以滋真阴固元气。至临证时，遇有因寒者，加温热之药；因热者，加寒凉之药，此方中意也"（《医学衷中参西录》）。此方治带在固涩与消滞并投，龙、牡、海蛸、茜草四味皆能收涩，亦能开通，相助为理，相得益彰。复据寒热而增补药味，实用方便，特录以备用。

9. 五旬天癸已止，又见经水淋漓，周身牵掣，右肢渐不能举者，参芪杞苑汤主之。

参芪杞苑汤

人参10克　黄芪15克　炙甘草10克　当归10克　沙苑子10克　枸杞子10克　水煎服。

注：五旬天癸已绝，地道已闭，月水不行，而反见经血淋漓，周身牵掣者，此带脉不约，八脉失血气之濡养所致。加之右肢渐不能举，足阳明虚而带脉不引，恐成筋痿。阳明乃气血生化之大源，八脉之本。其治亟宜甘温补中，以益化源，故用参、芪、草、归大补阳明气血，用沙苑、枸杞升固带脉。使气血充实，带脉复其约摄之权，而诸症可痊。

10. 妇人自觉少腹腰脐之间有紧迫之状，急而不舒，久不怀妊，或易滑胎者，参戟宽带汤主之。

参戟宽带汤

白术30克（土炒）　　巴戟15克（酒浸）　　补骨脂3克（盐水炒）　　人参10克　麦冬10克（去心）　　杜仲10克（炒黑）　　熟地15克　苁蓉10克　白芍10克（酒炒）　　当归6克（酒洗）　　五味1克（炒）　　建莲15克（不去心）水煎连服一月。

注：傅青主说："带脉系于腰脐之间，宜弛而不宜急"，若"脾胃气虚，则腰脐之气闭，腰脐之气闭，则带脉拘急，遂致牵动胞胎，精即直射于胞胎，胞胎亦暂能茹纳，而力难负载；必不能免小产之虞。况人多不能节欲，安得保其不坠乎？此带

脉之急，所以不能生子也……治宜大补脾胃之气与血，而腰脐可利，带脉可宽，自不难于孕育矣"（《傅青主女科》）。带脉之急由于气血之虚，血虚则缩而不伸，气虚则挛而不达。故方用人参、白术、建莲补脾补气；熟地、当归、白芍、麦冬、五味补血补阴；巴戟、补骨脂、杜仲、苁蓉养阳而缓腰脐之急。使带脉气血阴阳充实，自能系胞育胎。

11. 妇人腰酸背楚，胸满腹胀，倦怠欲卧，不能怀妊者，白术升带汤主之。

白术升带汤

白术 30 克（土炒）　人参 10 克　沙参 15 克　肉桂 3 克　荸荠粉 10 克　鳖甲 10 克（炒）　茯苓 10 克　法夏 3 克　神曲 3 克（炒）　水煎连服两月。

注：督脉行于背，任脉行于前，而皆系于带脉并连属胞宫。若寒湿之邪阻滞奇经，清气不能升腾，浊气阻于脉道，成疝瘕之形，在督带则腰酸背楚，在任带则胸满腹胀。邪气留于阴分，阴跷脉满，故倦怠欲卧。奇脉不利，必然影响胞宫不能摄精成孕。治宜去有形之邪，升带脉清气。方用白术、二参益督任带脉之气；肉桂温阳散寒以助升清；半夏、茯苓、神曲祛湿邪；荸荠、鳖甲散积结。若湿去清升，诸症可除，奇脉通调，胞宫温和自能摄精孕育。

12. 产后恶露淋漓，痛由腰起，攻及少腹者，首乌山楂汤主之。

首乌山楂汤

制首乌 12 克　当归 6 克　山楂炭 15 克　丹皮 6 克　续断 10 克　泽兰叶 10 克　水煎服。

注：产后恶露痛在小腹，病在任脉，前有归芍小茴汤主治。今恶露痛由腰而攻及小腹，盖以腰乃督带二脉循行之所，而带脉前络于胆经至少腹五枢、维道，故此证责在督带空虚，气血瘀阻。古圣贤治此，必用通固之法。方投首乌、当归、续

断固补产后督带之虚；楂炭、丹皮、泽兰辛味以通血气之阻滞，是为入奇经攻补兼施之方。

13. 劳力伤气，子宫脱出，小腹坠胀，体弱神倦短气者，加味补中益气汤主之。

加味补中益气汤

黄芪 15 克　党参 15 克　白术 10 克　柴胡 6 克　升麻 6 克　当归 10 克　枳壳 10 克　续断 10 克　杜仲 10 克　丹参 10 克　炙甘草 10 克　水煎服。

注：劳力伤气，带脉失约，气陷纵弛，故小腹坠胀，子宫脱出；此古之阴挺病。其体弱神倦气短，乃气虚不足之征。治宜益气升陷。阳明乃气血之源，故借补中益气汤益气升阳举陷；复加杜仲、续断固补带脉；枳壳能提带缩宫；丹参调血络以养胞带。共奏益气升陷固带之效。

结语

经云：带脉为病，腹满，腰溶溶如坐水中，仲景名为肾着，实带病也，治用甘姜苓术汤。

带脉约束诸脉，久痢伤肾，带脉不固，肠腻滑下者，用三神丸温肾固带。

带脉束胞，若阳虚寒湿下注如带者，用姜艾苡仁汤温经祛湿。甚者督带阳维俱损，寒热脊痛带下者，用参鹿芪桂汤温阳固下。有肝失疏泄，湿热带下，行经腹痛者，宜养肝固带，和血调经，方用归杞白薇汤送服震灵丹。五液大伤，带脉失约之带下者，用地胶莲药汤育阴涩带。带下久延，督带空虚者，用熟地鱼胶丸补阴固带。妇女带下，有寒热虚实之异，可用清带汤随症加减治之。

带脉系胞，若带脉火约，阳明脉虚，经水淋漓者，用参杞芪苑汤正经奇经同治。妇女少腹急迫，久不怀妊，或易滑胎者，方用参戟宽带汤补气血而养带脉，助其系胞育胎之功。有因阳虚，湿浊邪滞带脉，不能怀妊者，用白术升带汤温阳祛寒，升清化湿，使胞宫温和，能摄精成孕。产后督带空虚，气血瘀阻，恶露腰痛及少腹者，用首乌山楂汤入奇络攻补兼顾之。

　　带脉气陷失约弛纵，子宫脱出者，宜益气升陷，方谓加味补中益气汤。

附:《脉经·手检图》奇经八脉切诊之研究

奇脉八脉病之切诊法方书很少论及,其应用于临床者则更少见。然而奇经八脉既病,有其症候,则亦应有脉候反应。最早记述奇脉诊法者,首推王叔和之《脉经》。《脉经》第二卷中有"平奇经八脉病"一节。此节论述奇经八脉病证乃本《难经》文,而其所述八脉脉象主病则不知何本?要非仲景、华佗文,或为王、阮、吕、张之说,有待稽考。《脉经》又于卷十载《手检图》,对于奇脉切诊部位及主病有较详细叙述。虽然《手检图》不知出自何人之手,但它对于奇经脉诊是一部有很高研究价值的文献,故王叔和收录之。李时珍著《奇经八脉考》中有"气口九道脉",乃对《手检图》之重新整理。李时珍说:"奇经之脉,世无人知,今撰为图,并附其说(按指《手检图》)于后,以泄千古之秘藏云",可见此图之重大价值。然则《脉经》收录奇脉诸文古奥艰深,大义亟待阐明。笔者于临床体味其理,仅将一孔之见,按八脉脉诊部位,脉象主病阐发于下,以便临证者再深入探索。

一、八脉脉诊部位

(一)八脉诊在寸口

八脉切诊法同于十二经独取寸口。《脉经·卷十·手检图》说:"经言肺者,人之五藏华盖也。上以应天,解理万物,主行精气,法五行四时,知五味,寸口之中,阴阳交会……浮沉结散,知邪所在。"脏腑之气变见于寸口,切诊寸关尺可诊察脏腑病,已为世所习用。奇经八脉蓄溢十二经脉之气血,气与脏腑相通,故八脉之气亦可变见于寸口,则亦可通过寸口而诊察之,二者俱有相同的全息意义。周徵之说:"十二经实,犹有奇经以融之,至奇经亦实,而周身气机皆窒矣。十二经虚,犹有奇经以济之,至奇经亦虚,而气血本源全匮矣"(《周氏医学丛书·脉简补义卷下》)。即说明奇经虚实证较脏腑十二经虚实证为重笃，因此其变化亦必反应于脉象上来。

（二）八脉寸口分位法

据《脉经·手检图》载，八脉脉诊在寸口，其部位分布不同于后世之脏腑十二经分隶于两手寸关尺，而是左右手相同，即诊左知右，切右知左。兹将其具体分位讨论如次。

《脉经·手检图》载

1. 阳跷五条

前部左右弹者，阳跷也。

来小时大者，阳络也。

前部左右弹者，阳跷也。动苦腰背痛，微涩为同风痹，取阳跷。

前部左右弹者，阳跷也。动苦腰痛，癫痫，恶风，偏枯，僵仆，羊鸣，痛痹，皮肤身体强（一作淫）痹。直取阳跷，在外踝上三寸，直绝骨是也（按指跗阳，为阳跷郄穴）。

脉来暂小暂大者，是阳络（一作结）也。动苦皮肤痛，下部不仁，汗出而寒也。

2. 阴跷五条

后部左右弹者，阴跷也。

来大时小者，阴络也。

后部左右弹者，阴跷也。动苦癫痫，寒热，皮肤强（一作淫）痹。

后部左右弹者，阴跷也。动苦少腹痛，里急，腰及髋窌下相连阴中痛，男子阴疝，女子漏下不止。

脉来暂大暂小，是阴络（一作结）也。动苦肉痹，应时自发，身洗洗也。

3. 阳维三条

从少阴之太阳者，阳维也。

从少阴斜至太阳，是阳维也，动苦肌肉痹、痒。

从少阴斜至太阳，是阳维也。动苦癫，僵仆，羊鸣，手足相引，甚者失音不能言。癫疾，直取客主人。两阳维脉，在外踝绝骨下二寸（按指金门穴，乃阳维脉气所发）。

4. 阴维三条

从少阳之厥阴者，阴维也。

从少阳斜至厥阴，是阴维也。动苦癫痫，僵仆，羊鸣。

从少阳斜至厥阴，是阴维也，动苦僵仆，失音，肌肉淫痒，痹，汗出恶风。

5. 冲脉一条

三部俱牢，直上直下者，冲脉也。动苦胸中有寒疝。

6. 任脉一条

前部横于寸口，丸丸者，任脉也，动苦少腹痛，逆气抢心胸，拘急不得俯仰。

7. 督脉一条

三部俱浮，直上直下者，督脉也。动苦腰脊强痛，不得俯仰，大人癫，小儿痫。

8. 带脉二条

中部左右弹者，带脉也。

中部左右弹者，带脉也。动苦少腹痛引命门，女子月水不来，绝继复下，止阴辟寒，令人无子，男子苦少腹拘急，或失精也。

按：《脉经·手检图》所云"前部"指寸，"中部"指关，"后部"指尺。则阳跷脉诊在前部，亦即寸部。阳跷为足太阳之别脉，主卫气行阳而目瞋。寸部浮取在《手检图》又诊足太阳膀胱，故两手寸部可诊阳跷。阴跷脉诊在后部，亦即尺部。阴跷乃足少阴之别脉，主卫气行阴而口瞑。尺部沉取在《手检图》又诊足少阴肾，故两手尺部可诊阴跷。

阳维脉诊乃从尺部沉取至寸部浮取即是。《手检图》原以尺部沉取诊足少阴肾，寸部浮取诊足太阳膀胱，其谓"从少阴之太阳者，阳维也"。"之"作"到"解。如《韩非子·郑人买履》："至之市而忘操之。"《孟子·藤公上》："滕文公为世子，将之楚。""之"皆作"到"讲。由于从尺部之沉，到寸部之浮，应包括关部中取，其诊不在同一水平线上。故又谓"从少阴斜至太阳，是阳维也。"所以黄宫绣说："阳维右尺内（按：即沉）斜至寸而浮，主邪伤一身之表，故寒热不能自持"（《脉理求真》）。

　　阴维脉诊乃从尺部浮取至寸部沉取即是。《手检图》原以尺部浮取诊少阳，寸部沉取诊厥阴，其谓"从少阳之厥阴者，阴维也"，由于从尺部之浮，到寸部之沉，应包括关部中取，其诊不在同一水平直线上，故又谓"从少阳斜至厥阴，是阴维也"。所以黄宫绣说："阴维左尺外（按：即浮）斜至寸而沉，主邪伤一身之里，故心痛失志"（《脉理求真》）。黄氏之"阳维右尺"、"阴维左尺"均应作两尺方符《手检图》原义。

　　《难经》说："阳维维于阳，阴维维于阴。"丁德用注："阳维阴维者，是阴阳之纲维也，而主持阴阳之脉。"《脉经》说："阳维为卫，阴维为营。"由是观之，阳维主卫阳与阴维主营阴二脉互相维系，以维护机体阴阳协调。故阳维脉从尺部之阴到寸部之阳，阴维脉从尺部之阳到寸部之阴，皆以诊察整体阴阳平衡之象。

　　冲脉循行广泛，上中下三焦无所不达，其脉丽于阳明，隶于肝肾，为血海，属阴。《手检图》寸关尺三部沉取分别候肝脾肾三脏之气，故两手三部沉取又诊冲脉。

　　任脉诊在前部，亦即寸部。任脉主胞胎。《素问·评热病论》说："胞脉者，属心而络于胞中。"若心气不得下通则病闭经。《素问·痿论》又说："悲哀太甚则胞络绝，胞络绝则阳气内动，发则心下崩。"可见，任主胞脉之病每与心相关切。《内经》脉诊以左寸候心，《手检图》以寸部中取候心，所谓"中央直前者，手少阴也。"又谓"前部横于寸口丸丸者，任脉也"。丸丸滑动如珠貌，其义与《素问》"手少阴动甚妊子也"殊相似，故又以寸部诊任脉。

　　寸关尺三部浮取诊督脉。督脉上行至巅，下行至尾，为阳脉之海。《手检图》三关浮取寸主足太阳膀胱，关主足阳明胃，尺主足少阳胆，督脉统摄诸阳，故又以寸关尺三部浮取以候督脉。

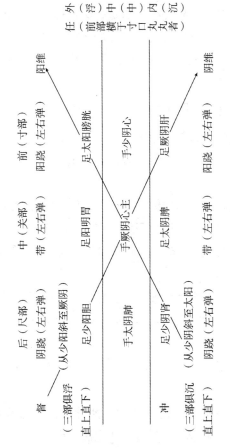

《脉经·手检图》脏腑及奇经八脉切诊
部位分布意图（左右手相同）

带脉诊在两关。带脉回身一周，其居中停，约束诸脉，总领六合。《手检图》两关浮主候胃，沉主候脾，带脉与中焦脾胃相关切，带脉发于章门，为脾之募穴，则带脉气通于脾，故又以两关诊带脉。

李时珍说："两手六部皆肺经之脉，特取此以候五脏六腑之气耳，非五脏六腑所居之处也"（《李濒湖脉学》）。三关以测脏腑之气，乃从象分部以诊察之；《脉经·手检图》亦唯象而论，借寸关尺诊察奇经八脉之病变。此即寸口脉不但包含五脏六腑之全息。而且也包含八脉之全息。所以王叔和在《脉经》中收录《手检图》阐述奇经八脉切诊法，这是有着宝贵研究价值的脉学文献。

二、八脉脉象主病

除以上所引《脉经·卷十·手检图》记载八脉脉象主病外，《脉经·卷二·平奇经八脉病第四》中亦记述八脉脉象主病，兹录于下：

两手阳脉浮而细微绵绵不可知，俱有阴脉亦复绵绵，此为阴跷阳跷之脉也……诊得阳跷病拘急，阴跷病缓。

诊得阳维脉浮者，暂起目眩，阳盛实，苦肩息，洒洒如寒。

诊得阴维脉沉大而实者，苦胸中痛，胁下支满，心痛。

诊得阴维如贯珠者，男子两胁实，腰中痛，女子阴中痛，如有疮状。

尺寸脉俱牢（一作艽），直上直下，此为冲脉，胸中有寒疝也。

脉来中央坚实，径至关者，冲脉也，动苦少腹痛，上抢心，有瘕疝，绝孕，遗失溺，胁支满烦也。

横寸口边丸丸，此为任脉，苦腹中有气，如指上抢心，不得俯仰，拘急。

脉来紧细实长，至关者，任脉也。动苦少腹绕脐下引横骨阴中切痛，取脐下三寸。

两手脉浮之俱有阳，沉之俱有阴，阴阳皆实盛者，此为冲督之脉也。冲督之脉者，十二经之道路也，冲督用事，则十二经不复朝于寸口。其人皆苦恍惚狂疑。

　　尺寸俱浮，直上直下，此为督脉，腰脊强，病不得俯仰，大人癫病，小人风痫疾。

　　脉来中央浮，直上下，痛者，督脉也，动苦腰背膝寒，大人癫，小儿痫也。灸顶上三园，正当顶上。

　　诊得带脉左右绕脐腹腰脊痛，冲阴股也。

　　按：据《手检图》所论八脉诊在寸口，其脉象"浮沉结散，知邪所在。""脉大而弱者，气充血虚也"，"浮直上下交通者，阳脉也"等等，凡二十八脉脉象意义与脏腑意义相同。再观《脉经·卷二》所举奇经八脉脉象有浮、细微绵绵、急、缓、实、沉大、贯珠（滑象）、牢、芤、直上直下（弦长）、丸丸（滑象）、紧、长等，亦皆属脏腑二十八脉范畴，则其主病意义亦应大体相同。八脉脉诊应如脏腑脉诊，以脉象所主之气血寒热虚实阴阳与八脉脉诊部位相结合以分析病情。如浮脉主表，若阳维脉浮，乃风寒外袭，其症洒洒恶寒。若督脉俱浮，弦长直上直下，督为阳脉之海，其或风阳亢盛，督脉不利，故腰脊强，不得俯仰；其或风痰循督上干脑府神明，故病癫痫。又如沉脉，沉多主里，若阴维沉大而实，其或寒或热，夹痰夹瘀，阻滞阴维，若病涉少阴任脉，则苦胸中痛；若病涉厥阴，则胁下支满心痛。有寸尺俱见牢脉，弦长直上直下，乃寒客冲脉，可致气上冲胸而痛。又如阴维脉如贯珠，任脉丸丸，乃动滑之脉。其气血痰食壅滞者恒有之，故多痛证。然而八脉脉象不同于脏腑十二经脉者，以病及八脉，往往虚实夹杂。如阳跷脉来小时大，阴跷脉来大时小，小则病衰，大则病进；小为正气不足，大为邪气有余，乃虚实杂呈之象。又如任脉之紧细实长，脉细为精血虚乏，紧实长又为邪气实盛，其虚实并存如此。又有脉虚而见实证，如阳脉细绵绵，而症则拘急。脉实而见虚证，如冲脉坚实，而症则绝孕遗溺。总而观之，病至奇经，脏腑气血精液亏损，风火痰湿瘀滞壅实，故其脉象反应于外者，亦往往虚实杂呈。其在久病，如心脑血管，内分泌失调，或老年退行性疾病中尤其多见之，临证务须细心审候。

　　《脉经》及《手检图》对八脉脉象证候记述内容虽然有限，但为八脉脉诊开创先河，具有理论研究价值及临床实践意义。临证者可一隅三反之，积极继承和发扬这一宝贵遗产，充实和完善中医学内容。

方名索引

方剂笔画索引